131レシピ

美味しく食べて、キレイにやせられる！

30分で作れる「糖質オフ」おうち定食

管理栄養士
大柳珠美
Tamami Oyanagi

講談社

これなら続けられる

美味しく食べて、キレイにやせられる！

糖質オフごはんテク

体重と血糖コントロールだけでなく、肌や髪のうるおいなど美容効果も実感

糖質制限食を私が初めて知ったのは2006年のこと。勤務するクリニックで、糖質制限理論による栄養指導を担当することがきっかけでした。当時ベストセラーになっていた京都高雄病院の江部康二先生の著書「主食を抜けば糖尿病が良くなる」（東洋経済新報社）を読み、目からウロコの理論に衝撃を受け、まずは自身で試してみました。

何をやっても減らなかった体脂肪が、本に書いてある通り、お肉もお魚も食べながら日に日に落ちていきます。3カ月後には洋服を買い直さなければならないほどサイズダウンしました。それだけでなく、長年、皮膚科通いで悩まされてきた指の湿疹や顔の赤みもキレイになくなりました。パサつきがちだった肌や髪もしっとりと潤いはじめました。

おそらく、主食（糖質）に偏っていた食事内容から、おかずをしっかり食べるようになり、食後高血糖が改善され、たんぱく質やビタミン、ミネラルなど、皮膚や髪などの成分となる栄養補給ができたためと考えられます。その翌年、家族が2型糖尿病であることが発覚。近所の内科医にかかったとき、空腹時血糖値は230mg/dlで、γ-GTPは110IU/ℓ。身長168cmに対し体重は68kgと肥満もあり、医師からは、禁酒とカロリー制限食を推奨されます。

しかし、我が家ではその夜から糖質制限食を始めました。先に糖質制限食を実践し、みるみるやせた私の姿を目の当たりにしていたこともあって、本人もやる気がでたのです。大好物の冷や麦、ラーメン、寿司、ようかん、日本酒は封印。その代わりに、同じく大好物の肉料理と糖質ゼロビールを楽しみ、刺身には焼酎を合わせました。〆が欲しいときは、豆腐麺やしらたきを使った麺料理を満喫しました。

約1年後、家族の空腹時血糖値は111mg/dlまで

これなら続けられる「糖質オフごはん」テク

糖 安い食材でも、手間なく、短時間に美味しく作れるからこそ、続けられます

落ち着きました。それだけでなく、毎晩、焼酎を楽しみながら、さらに、γ－GTPは22IU／ℓと正常範囲になりました。体重も7kg減の61kgとスリムな体型も手に入れ、現在も、キープしています。

糖質制限食を続けていく上で、よく耳にするお悩みは、食費がかかる！料理時間を短縮したい！味付けがマンネリ化してしまう！などなど。

しかし、ちょっとしたコツで、食費を抑え、料理の手間をはぶき、味付けのバリエーションを増やすコツがあります。

まず、私は「これを作る」と決めて買い物にいくのではなく、その日、スーパーでセールしている安く、新鮮な食材をみつけて購入します。たとえその日使わなくても、漬け込んだり、加熱すれば2〜3日持ちそうな食材は、安いときに購入するのです。例えば、刺身はさくで買う方が安くて新鮮です。その夜はお刺身で新鮮な味わいを楽しみ、余った刺身はさくのまま、醤油に漬けておきます。翌日は漬け刺身をカルパッチョのように洋風にアレンジすれば、同じ刺身でも味わいがまったく変わって飽きません。それでも余ったら、ステーキにして加熱すればお弁当のおかずにも美味しいです。

豚の塊肉は、例えばにんにく醤油にとりあえず漬けておけば、チャーシューが焼けます。鶏ひき肉は、とりあえず肉団子にして加熱しておけば、翌日はスープの具や酢豚風に炒めることもできます。薄切り肉はゆでておけば、翌日、野菜炒めに加えたり、サラダにトッピングしたりできます。

味付けも簡単です。みそ、醤油、酢、天然塩といった基本調味量を用意します。次に、わさび、からし、しょうが、にんにく、カレー粉などの香辛料をそろえ、最後に、焼きのりや鰹節、梅干し、漬け物など、今までごはんのお供にしていた旨味が豊富な食材も、料理の味付けに使えるのです。これらの組み合わせを変えるだけで、同じ鶏肉でも、ニンニクみそ、しょうが醤油、カレー味、梅肉和え、焼きのり和えなど、簡単に味付けのバリエーションが広がります。

本書には、このような、飽きずに続けられるコツをたっぷり盛り込み、献立メニューとして紹介しています。美味しく食べながら、皆様の減量と血糖コントロール、美容にも、お役立て頂けましたら幸いです。

目次

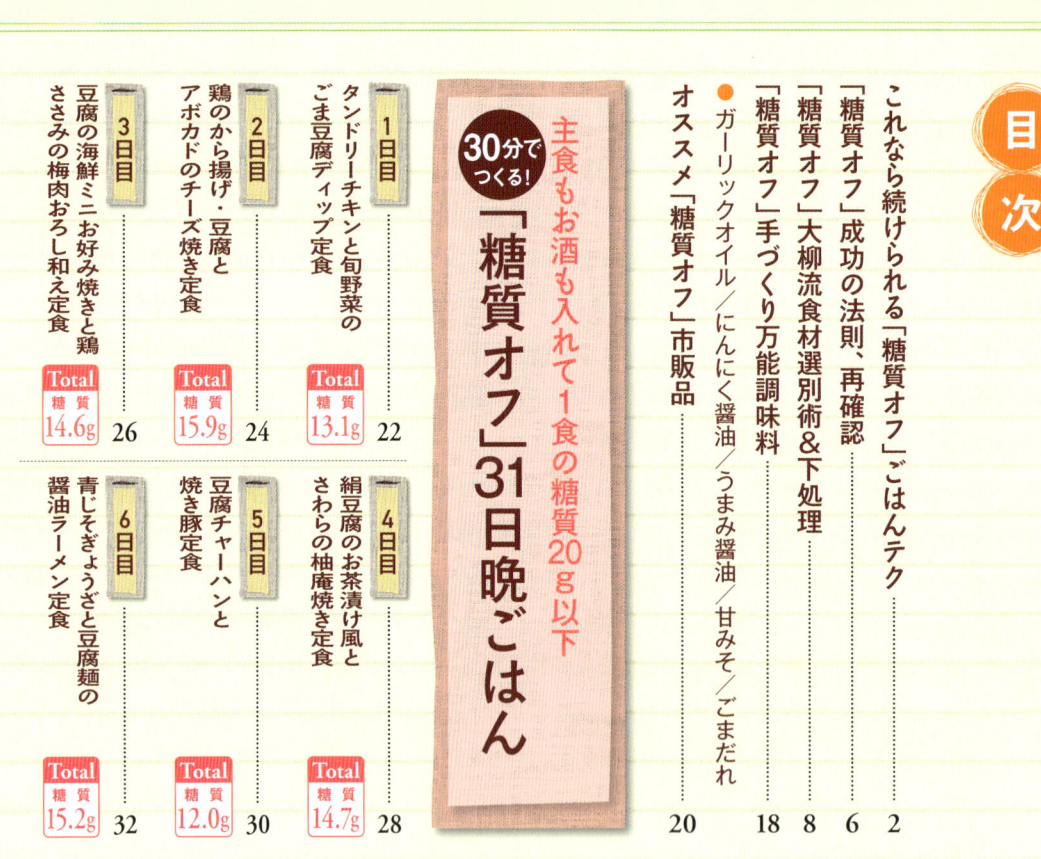

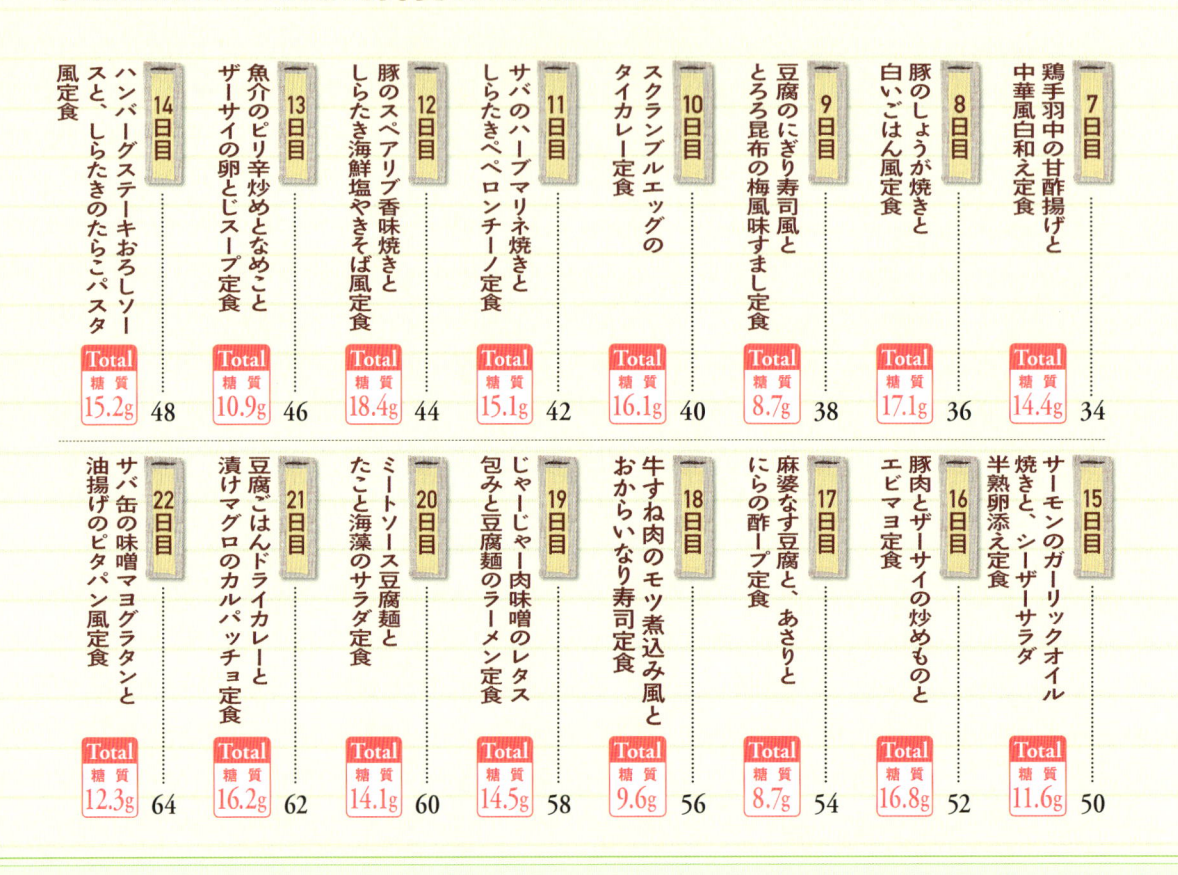

- これなら続けられる「糖質オフ」ごはんテク ... 2
- 「糖質オフ」成功の法則、再確認 ... 6
- 「糖質オフ」大柳流食材選別術&下処理 ... 8
- 「糖質オフ」手づくり万能調味料 ... 18
  - ガーリックオイル／にんにく醤油／うまみ醤油／甘みそ／ごまだれ
- オススメ「糖質オフ」市販品 ... 20

30分でつくる！ 主食もお酒も入れて1食の糖質20g以下 「糖質オフ」31日晩ごはん

- 1日目 タンドリーチキンと旬野菜のごま豆腐ディップ定食 Total 糖質 13.1g ... 22
- 2日目 鶏のから揚げ・豆腐とアボカドのチーズ焼き定食 Total 糖質 15.9g ... 24
- 3日目 豆腐の海鮮ミニお好み焼きと鶏ささみの梅肉おろし和え定食 Total 糖質 14.6g ... 26
- 4日目 絹豆腐のお茶漬け風とさわらの柚庵焼き定食 Total 糖質 14.7g ... 28
- 5日目 豆腐チャーハンと焼き豚定食 Total 糖質 12.0g ... 30
- 6日目 青じそぎょうざと豆腐麺の醤油ラーメン定食 Total 糖質 15.2g ... 32
- 7日目 鶏手羽中の甘酢揚げと中華風白和え定食 Total 糖質 14.4g ... 34
- 8日目 豚のしょうが焼きと白いごはん風定食 Total 糖質 17.1g ... 36
- 9日目 豆腐のにぎり寿司風ととろろ昆布の梅風味すまし定食 Total 糖質 8.7g ... 38
- 10日目 スクランブルエッグのタイカレー定食 Total 糖質 16.1g ... 40
- 11日目 サバのハーブマリネ焼きとしらたきペペロンチーノ定食 Total 糖質 15.1g ... 42
- 12日目 豚のスペアリブ香味焼きとしらたき海鮮塩やきそば風定食 Total 糖質 18.4g ... 44
- 13日目 魚介のピリ辛炒めとなめことザーサイの卵とじスープ定食 Total 糖質 10.9g ... 46
- 14日目 ハンバーグステーキおろしソースと、しらたきのたらこパスタ風定食 Total 糖質 15.2g ... 48
- 15日目 サーモンのガーリックオイル焼きと、シーザーサラダ半熟卵添え定食 Total 糖質 11.6g ... 50
- 16日目 豚肉とザーサイの炒めものとエビマヨ定食 Total 糖質 16.8g ... 52
- 17日目 麻婆なす豆腐と、あさりとにらの酢スープ定食 Total 糖質 8.7g ... 54
- 18日目 牛すね肉のモツ煮込み風とおからいなり寿司定食 Total 糖質 9.6g ... 56
- 19日目 じゃーじゃー肉味噌のレタス包みと豆腐麺のラーメン定食 Total 糖質 14.5g ... 58
- 20日目 ミートソース豆腐麺とたこと海藻のサラダ定食 Total 糖質 14.1g ... 60
- 21日目 豆腐ごはんドライカレーと漬けマグロのカルパッチョ定食 Total 糖質 16.2g ... 62
- 22日目 サバ缶の味噌マヨグラタンと油揚げのピタパン風定食 Total 糖質 12.3g ... 64

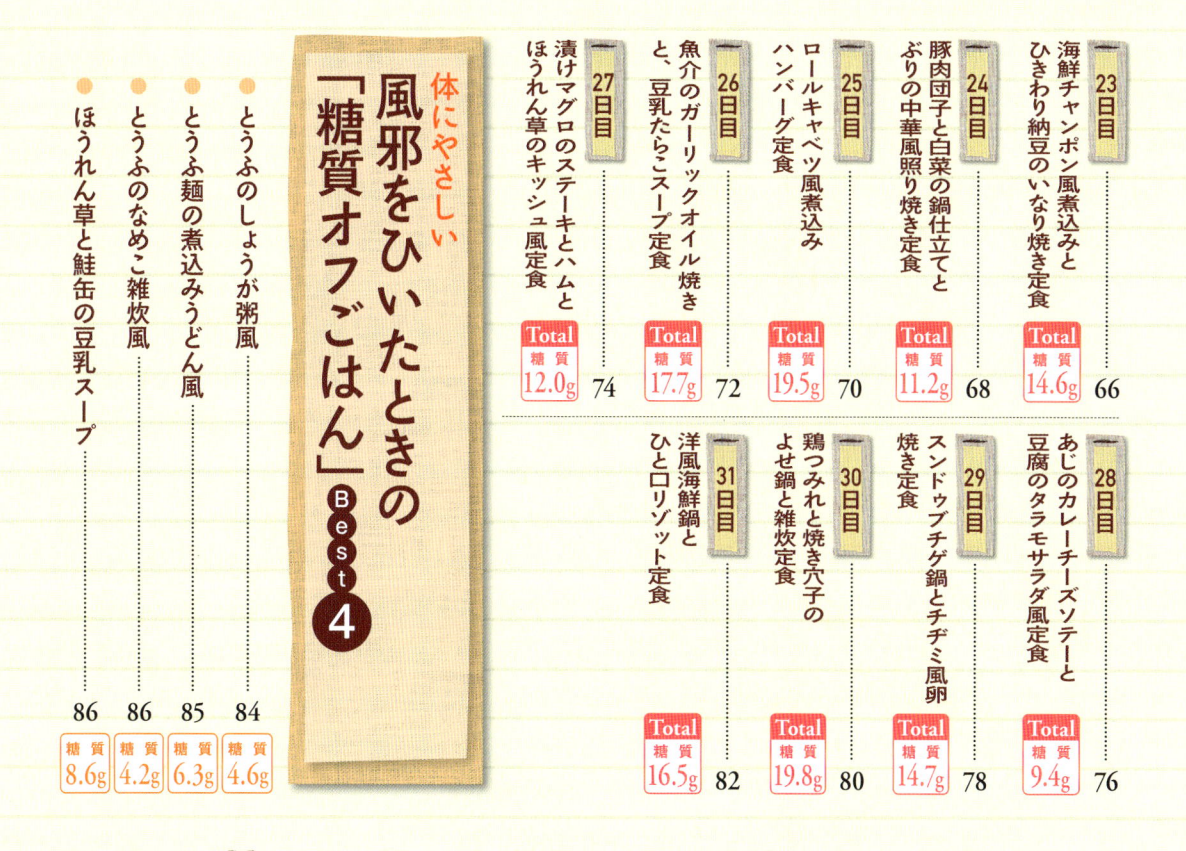

体にやさしい 風邪をひいたときの「糖質オフごはん」Best 4

- とうふのしょうが粥風 …… 84 糖質 4.6g
- とうふ麺の煮込みうどん風 …… 85 糖質 6.3g
- とうふのなめこ雑炊風 …… 86 糖質 4.2g
- ほうれん草と鮭缶の豆乳スープ …… 86 糖質 8.6g

23日目
海鮮チャンポン風煮込みとひきわり納豆のいなり焼き定食 …… 66 Total 糖質 14.6g

24日目
豚肉団子と白菜の鍋仕立てとぶりの中華風照り焼き定食 …… 68 Total 糖質 11.2g

25日目
ロールキャベツ風煮込みハンバーグ定食 …… 70 Total 糖質 19.5g

26日目
魚介のガーリックオイル焼きと、豆乳たらこスープ定食 …… 72 Total 糖質 17.7g

27日目
漬けマグロのステーキとハムとほうれん草のキッシュ風定食 …… 74 Total 糖質 12.0g

28日目
あじのカレーチーズソテーと豆腐のタラモサラダ風定食 …… 76 Total 糖質 9.4g

29日目
スンドゥブチゲ鍋とチヂミ風卵焼き定食 …… 78 Total 糖質 14.7g

30日目
鶏つみれと焼き穴子のよせ鍋と雑炊定食 …… 80 Total 糖質 19.8g

31日目
洋風海鮮鍋とひと口リゾット定食 …… 82 Total 糖質 16.5g

ほろ酔いでもチャチャッとカンタン 5分でつくれる「糖質オフ」つまみ 16レシピ

- 牛肉とクレソンの塩昆布和え …… 88 糖質 4.4g
- ししゃものマリネ …… 88 糖質 2.7g
- 鶏ささみの磯辺焼き …… 89 糖質 1.9g
- イタリアンオムレツ …… 89 糖質 5.0g
- みそ漬けのクルミ和え …… 90 糖質 0.6g
- 菜の花とあさりのレンジ蒸し …… 90 糖質 0.6g
- クリームチーズ(3種) …… 91 糖質 4.3g
- なすの洋風みそ田楽 …… 91 糖質 0.7g
- とうふのとろろ昆布かけ …… 92 糖質 1.4g
- 厚揚げのピザ風 …… 92 糖質 2.7g
- チーズせんべい …… 93 糖質 2.2g
- アボカドの生ハム巻き …… 93 糖質 3.6g
- いかの塩辛のカナッペ風 …… 94 糖質 4.8g
- 豚しゃぶのサラダ巻き …… 94 糖質 1.3g
- しいたけのツナマヨ焼き …… 95 糖質 0.9g
- いかげそとほうれん草のペペロンチーノソテー …… 95

※甘味料は血糖値を上げない「ラカントS」を使っています。この甘味料の糖質量を除いた値で載せています。そのため、表記の糖質量はこの甘味料の糖質量は含まれません。
※漬け込み時間は30分に含まれません。

栄養指導・レシピ作成／管理栄養士・大柳珠美
料理製作・レシピ校正／(株)ヘルシーピット　杉本恵子(管理栄養士)、須田涼子(栄養士)、北村友子
写真／江頭徹(講談社写真部)
デザイン・装丁／田中小百合(オスズデザイン)

※効果には個人差があります。　※糖質量、カロリーは特にメーカー指定がない場合は、一般的な食材でつくった場合の数値を示しました。

「糖質オフ」成功の法則、再確認

―糖尿病や肥満が気になる人に―

約束1　1食の糖質は、20g以下に抑える

成功のコツ　肉、魚介、卵、大豆製品などたんぱく質のおかずに、野菜、海藻、きのこなどを組みあわせ、しょうゆやみそなどの調味料で味をつけると、だいたい1食20gの糖質でおさまります。

約束2　自分に適した糖質制限食を選ぶ

成功のコツ　糖尿病の方や、素早く体脂肪を落としたい方は、3食主食抜きがおすすめ。糖質を食べたいときには1日1回楽しむスタンダードで。主食を食べるとしても少量を朝か昼に摂るのが安心です。

約束3　糖質は極力食べない

成功のコツ　空腹時血糖値が高い糖尿病の方で、血糖値を下げたい場合や、肥満で体脂肪を減らしたい場合は、主食はもちろん、芋やかぼちゃ、果物などの糖質にもご注意を。

約束4　脂質やたんぱく質はOK

成功のコツ　実はビタミンやミネラルを豊富に含むのも、野菜ではなく、たんぱく質系食品です。すい臓などの臓器や、インスリンなどのホルモン、血管、筋肉・細胞膜など、すべてはたんぱく質と脂質から作られています。

約束5　お酒は焼酎・ウイスキーなどの蒸留酒を飲む

成功のコツ　糖質を含まないお酒なら、糖尿病の方や減量中でも安心して楽しめます。水やお湯などで薄めて、ゆっくり適量を楽しみましょう。飲み過ぎは、無意識の糖質摂取につながりやすいのでご用心。

「糖質オフ」成功の法則、再確認！

約束 6　甘味はラカントSや、パルスイート（カロリーゼロ）を使用

成功のコツ　甘味も我慢する必要はありません。粉末は煮物や温かい飲み物に、液状は無糖ヨーグルトの甘味づけや甘酢、甘みそなどに便利です。自然派タイプ、濃縮タイプと好みのものを使い分けて。

約束 7　間食・おつまみはチーズやナッツ類を適量ならOK

成功のコツ　空腹を耐える必要はありません。チーズやナッツは手軽に食べられて便利です。しかし、高カロリーなので食べ過ぎるとやせない原因に。焼きのりやあたりめ、ところてんなども活用を。

約束 8　油脂はオリーブ油・えごま油を使用

成功のコツ　魚、種実、肉などの摂取でも油脂は確保できます。液体で使うならオレイン酸の豊富なオリーブ油かαリノレン酸の多いえごま油で。えごま油は加熱せず生食に。冷暗所で保存し酸化防止を。

約束 9　果物は季節のものを少量。果汁は飲まない

成功のコツ　果物を食べたいときは、主食は抜いて、少量を食後のデザート感覚で。農薬や防かび剤などをできるだけ使っていない自然なものを、ゆっくり噛んで楽しみましょう。

約束 10　食品添加物の少ない安全な食品を選ぶ

成功のコツ　毎食、毎日、コンビニや外食等で糖質制限食をしてしまうと、もれなく添加物など化学物質もたくさん体内に取り入れてしまうことに。加工品はできるだけ控え、食材をシンプルに頂きましょう。

「糖質オフ」大柳流 食材選別術＆下処理

肉 糖質は比較的低くても、添加物の入ったハム、ソーセージ、ベーコンなどは避けたい。

OK食材

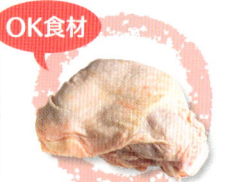
鶏もも皮つき
250g中／糖質0.0g

手羽元皮つき
200g中／糖質0.0g

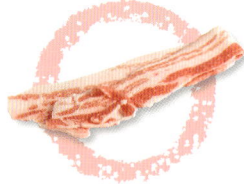
豚ばら薄切り肉
20g中／糖質0.0g

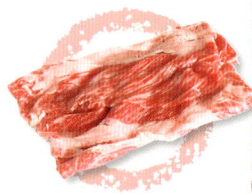
牛肩ロース脂身つき
50g中／糖質0.1g

控えめにしたい食品

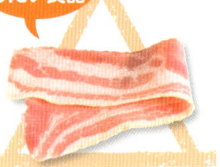
ベーコン
20g中／糖質0.1g

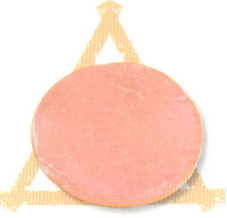
ハム
20g中／糖質0.3g

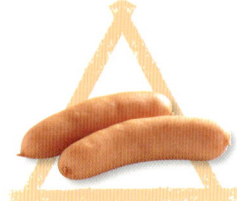
ソーセージ
20g中／糖質0.6g

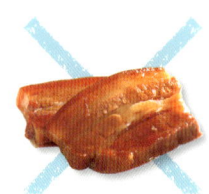
豚の角煮
80g中／糖質9.8g
※標準的なレシピで作成した数値です

●おすすめ肉

商品名	糖質量	商品名	糖質量
鶏もも皮なし（1枚）	200g中／糖質0.0g	豚ひき肉（卵大）	50g中／糖質0.0g
鶏むね皮つき（1枚）	200g中／糖質0.0g	豚ヒレ肉（厚さ1cm1枚）	30g中／糖質0.0g
鶏むね皮なし（1枚）	150g中／糖質0.0g	豚もも肉（1枚ひと口カツ用）	30g中／糖質0.1g
鶏ささみ（1本）	40g中／糖質0.0g	牛サーロイン脂身つき（1枚）	150g中／糖質0.4g
鶏ひき肉（卵大）	50g中／糖質0.0g	牛ひき肉（卵大）	50g中／糖質0.3g
鶏レバー	50g中／糖質0.3g	牛もも肉（薄1枚）	50g中／糖質0.3g
砂肝	50g中／糖質0.0g	羊ラムロース脂身つき（薄1枚）	30g中／糖質0.0g

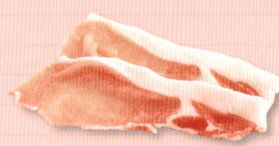

豚うす切り肉

食べ方
■ 熱湯でさっとボイルしておけば、翌日レンジで温めて、そのままサラダにトッピング。汁ものの具に加えることもできます。

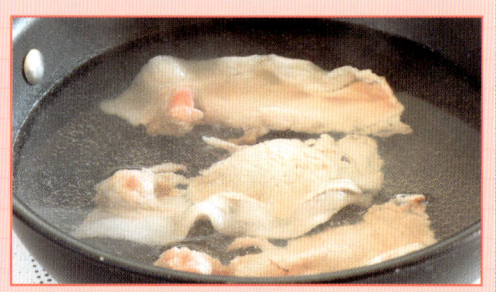

肉の下処理

下処理方法 漬け込み

にんにく醤油　にんにく＋しょうゆ

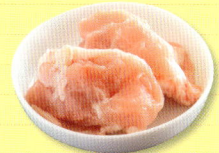
鶏肉
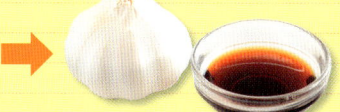
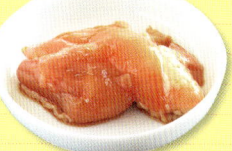

タンドリーチキン味　ヨーグルト＋カレー粉＋ハーブソルト

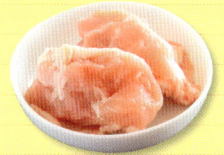
鶏肉
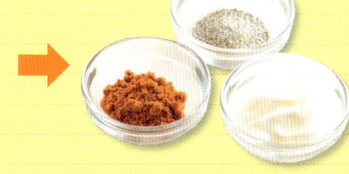
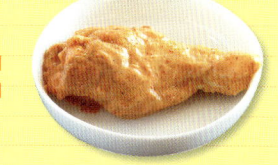

チャーシュー　にんにく醤油＋甘味料＋豆板醤

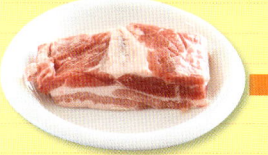
豚かたまり肉
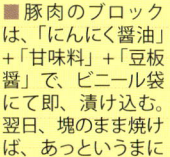
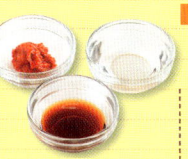
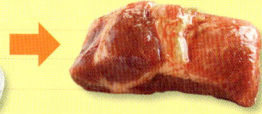

■豚肉のブロックは、「にんにく醤油」＋「甘味料」＋「豆板醤」で、ビニール袋にて即、漬け込む。翌日、塊のまま焼けば、あっというまにチャーシューに。おつまみやおかず、お弁当のおかずに大活躍。豚スペアリブなども同様に漬け込んで焼くだけ。

アレンジ

■「にんにく」＋「みそ」
■「ハーブソルト」＋「オリーブ油」
など味のバリエーションで飽きずに楽しめます。

下処理方法 加熱処理

ひき肉の保存　肉団子orハンバーグに

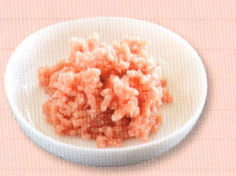
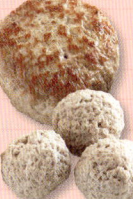

■その日、使わないときは、加熱して鮮度をキープ。肉団子にしてゆでたり、ハンバーグにして焼いておけば、翌日以降、炒め物や汁物の具などに使えます。
■カレー粉や味噌などで味付けして、そぼろにしておくのもおすすめ。

ヘルシー調理ポイント

■安いひき肉で、脂身が多く気になる場合、ひき肉と水を鍋に入れ、菜箸でかきまぜると、脂が浮いてくるので、そこだけ捨て、そのまま火にかけます。

■沸騰直前に、ザルにあげておくと、あくや臭みもとれ、そのあと、好みの味をつけて、そぼろを楽しめます。

魚

砂糖やつなぎを加えた練り製品や、甘い味付けの加工品はNG。

OK食材

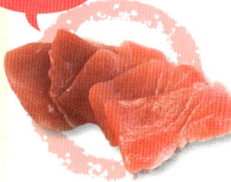
めじまぐろ（刺身）
60g中／糖質0.1g

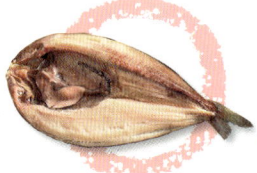
ほっけ（開き干し）
240g中／糖質0.2g

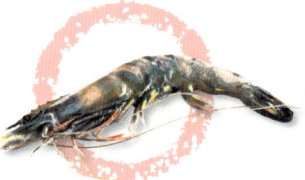
ブラックタイガー
25g中／糖質0.1g

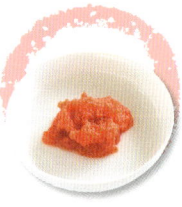
辛子明太子
20g中／糖質0.6g

●おすすめ魚介

商品名	糖質量	商品名	糖質量
甘えび	4g中／糖質0.0g	ししゃも	20g中／糖質0.0g
あじ	100g中／糖質0.1g	しじみ（身）	8g中／糖質0.3g
あなご（蒸し）	50g中／糖質0.0g	しらす	5g中／糖質0.0g
あんこう	100g中／糖質0.3g	すずき	80g中／糖質0.0g
いさき	100g中／糖質0.1g	ズワイガニ（ゆで）	100g中／糖質0.1g
うなぎ（白焼き）	100g中／糖質0.1g	たこ（ゆで）	150g中／糖質0.2g
うるめいわし（丸干し）	10g中／糖質0.0g	煮干し	2g中／糖質0.0g
うに	5g中／糖質0.2g	はまぐり（身）	10g中／糖質0.2g
うに（練り）	5g中／糖質1.1g	ひらめ（刺身）	60g中／糖質0.0g
かき（身）	15g中／糖質0.7g	ぶり（刺身）	60g中／糖質0.2g
数の子	20g中／糖質0.1g	紅鮭	80g中／糖質0.1g
削り節	3g中／糖質0.0g	ほたて貝（生）	50g中／糖質2.8g
子持ちカレイ	110g中／糖質0.1g	まだい	80g中／糖質0.1g
さざえ（身）	30g中／糖質0.2g	めかじき	100g中／糖質0.1g
さんま	100g中／糖質0.1g	わかさぎ	20g中／糖質0.0g

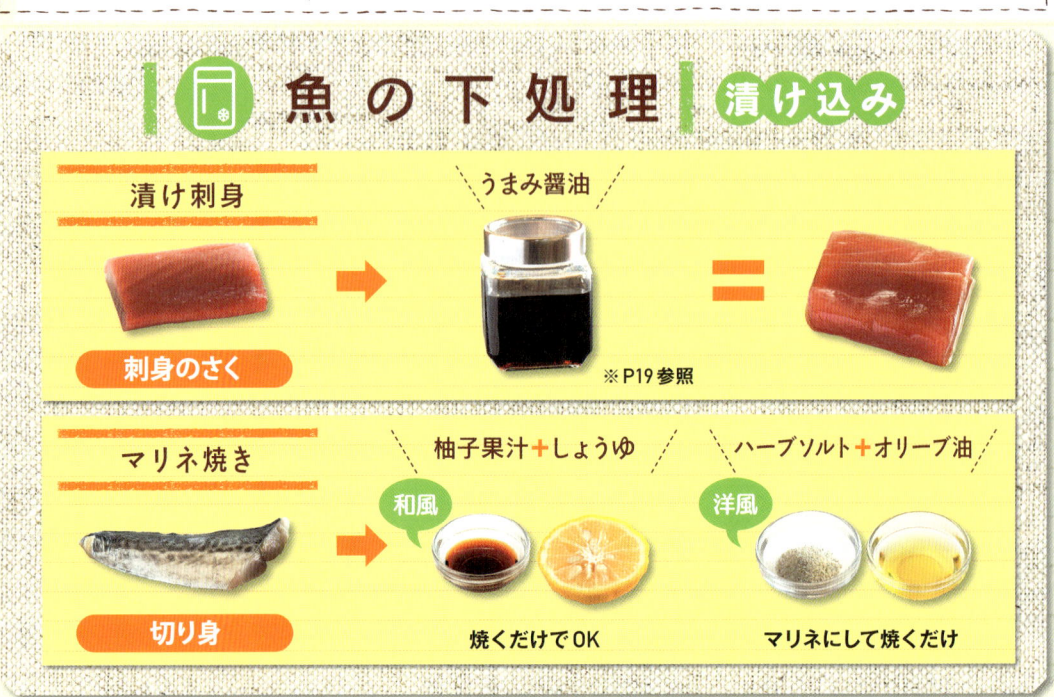

● 大柳流「糖質オフ」食材選別術＆下処理

野菜・いも類
パプリカ、トマト、にんじんなどは糖質が高めなので彩り程度にとどめて

OK食材

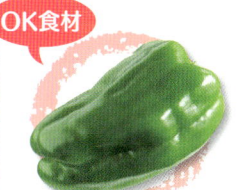
ピーマン
30g中／糖質0.8g

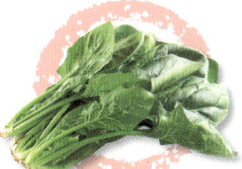
ほうれん草
100g中／糖質0.3g

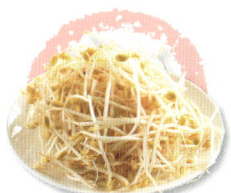
大豆もやし
50g中／糖質0.0g

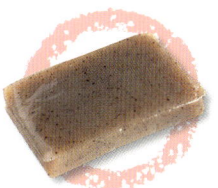
こんにゃく
200g中／糖質0.6g

NG食材

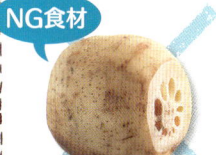
れんこん
120g中／糖質16.2g

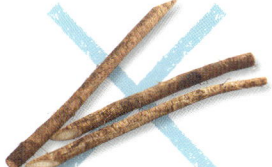
ごぼう
180g中／糖質17.4g

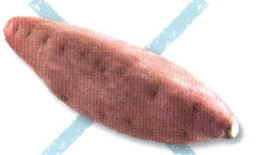
さつまいも
200g中／糖質58.4g

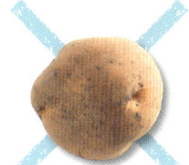
じゃがいも
150g中／糖質24.4g

※ごぼうの風味を豚汁など汁物に加えたい時は、フリーズドライのごぼうを用意しておくと、少量使いに安心です。

●おすすめ野菜類

商品名	糖質量	商品名	糖質量
にら	100g中／糖質1.3g	白菜	100g中／糖質1.9g
せり	50g中／糖質0.3g	大根（根）	150g中／糖質4.0g
小松菜	100g中／糖質0.5g	かぶ（根）	85g中／糖質2.5g
パセリ	5g中／糖質0.1g	とうがん	100g中／糖質2.5g
大葉	1g中／糖質0.0g	竹の子水煮	50g中／糖質1.2g
万能ねぎ	5g中／糖質0.2g		

時短テク 電子レンジ活用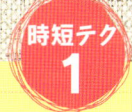

時短テク1
「おから蒸しパン」は材料をまぜてシリコーンスチーマーに入れて、500wの電子レンジ3分加熱で完成！
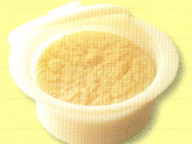

時短テク2
しらたきのアク抜きは、水と共に、シリコーンスチーマーに入れて500wの電子レンジ3分加熱で完成！
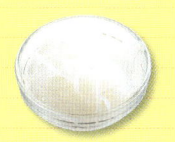

時短テク3
干ししいたけや乾物なども、水と共に、シリコーンスチーマーに入れて500wの電子レンジ3分加熱で完成！
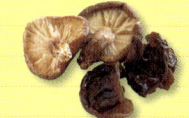

時短テク4
お弁当に入れたい彩り野菜も、シリコーンスチーマーに入れて500wの電子レンジ1分弱加熱で完成！
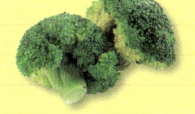

| 大豆製品 | 五目豆などの甘い煮物、調整豆乳はNG |

OK食材

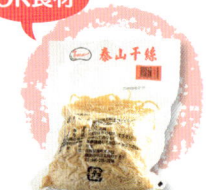
豆腐かんす
100g中／糖質2.7g

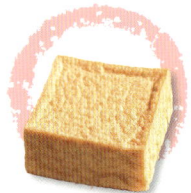
厚揚げ
150g中／糖質0.4g

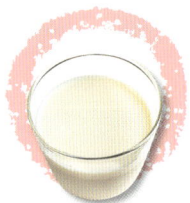
無調整豆乳
200g中／糖質5.8g

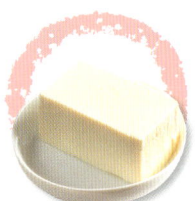
木綿豆腐
100g中／糖質1.2g

● おすすめ大豆製品

商品名	糖質量	商品名	糖質量
絹ごし豆腐	100g中／糖質1.7g	油揚げ	30g中／糖質0.5g
がんもどき	30g中／糖質0.1g	高野豆腐	20g中／糖質0.7g
大豆（ゆで）	50g中／糖質1.3g	ゆば（生）	3g中／糖質0.1g
納豆	50g中／糖質2.6g	おから（生）	100g中／糖質2.3g

● 豆腐かんすの購入先／http://item.rakuten.co.jp/worldmarket/s_kansu/

糖質オフテクニック 麺類代用品

しらたきに変更　　　「豆腐かんす」に変更

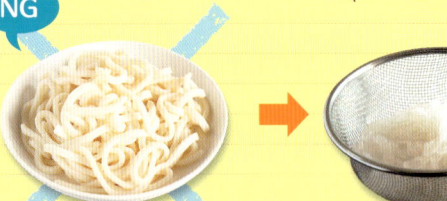

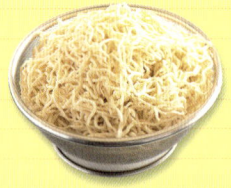

ゆでうどん
1食250g
糖質52.0g

しらたき
1食100g
糖質0.1g

「豆腐かんす」
1食100g
糖質2.7g

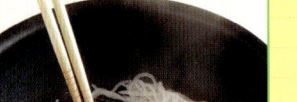

大柳流料理ポイント
■ 使用する前に熱湯でゆでてあく抜きした後、チリチリという音が聞こえるまで、から煎りをして水分を飛ばすと水っぽくならず美味しく仕上がります。

大柳流料理ポイント
■ 使用する前に熱湯でさっとゆでるか蒸らすなどしておくと、大豆特有の匂いが消え、ふっくらとし、さらに美味しく頂けます。

調味料
チューブや瓶で好みの香辛料をそろえておく便利

OK食材

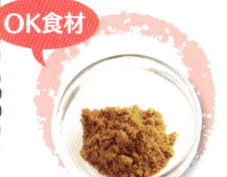
カレー粉
2g中／糖質0.6g

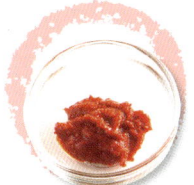
豆板醤
5g中／糖質0.2g

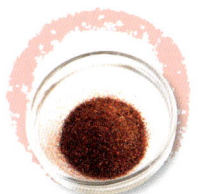
チリパウダー
2g中／糖質1.2g

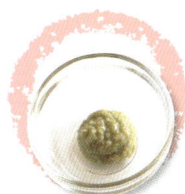
練りわさび
3g中／糖質1.2g

● おすすめ調味料

商品名	糖質量	商品名	糖質量
赤みそ	18g中／糖質1.4g	練りからし	3g中／糖質1.2g
しょうゆ	18g中／糖質1.8g	練りごま	7g中／糖質0.6g
ナンプラー	18g中／糖質0.3g	マスタード（粒）	6g中／糖質0.8g
ワインビネガー	15g中／糖質0.2g	黒ごま塩	3g中／糖質0.2g
オリーブ油	12g中／糖質0.0g	コンソメのスープ素（無添加）	5g中／糖質2.1g
ごま油	12g中／糖質0.0g	塩（天然）	5g中／糖質0.0g
バター	12g中／糖質0.0g	ハーブソルト	5g中／糖質0.6g
マヨネーズ	12g中／糖質0.2g	ラカントS（顆粒）	9g中／糖質 9g※
ラード	4g中／糖質0.0g	ラカントS（液状）	21g中／糖質4.3g※
ラー油	4g中／糖質0.0g		※エリスリトール

糖質オフテクニック　OFF　味つけに飽きない工夫

うまみ食材
和えるだけで豊かな味に

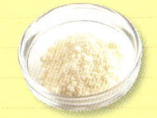
パルメザンチーズ
6g中／糖質0.1g

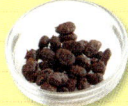
豆鼓
5g中／糖質1.4g

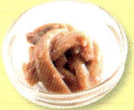
イカの塩辛
20g中／糖質1.3g

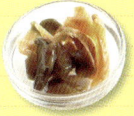
ザーサイ
10g中／糖質0.0g

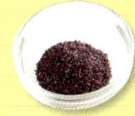
ゆかり
4g中／糖質1.2g

調味料
味がカンタンにキマル、便利アイテム

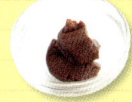
赤みそ（八丁味噌）
18g中／糖質1.4g

鶏ガラスープの素
5g中／糖質2.2g

白だし
5g中／糖質0.4g

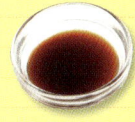
中濃ソース
5g中／糖質1.4g

みその中では糖質がもっとも低い。料理に独特のうまみをプラスできる。

無添加のものを選べばより安心。手軽に味付けができます。

旨味とこくが簡単に得やすく、スピード調理に不可欠！

ソース系の味わいもさじ加減で楽しめます。使う量が少ないので、60mlの小さなものを用意しておくと便利です。

缶詰
照り焼き、かば焼きなどはNG。ただし糖質量が5g以下ならOK。

OK食材

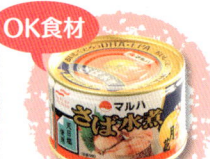
さば水煮缶
1缶200gあたり
糖質0.0g
発売元：マルハニチロ食品

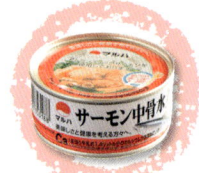
サーモン中骨水煮缶
1缶90gあたり
糖質0.0g
発売元：マルハニチロ食品

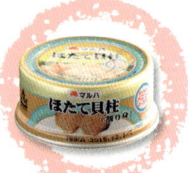
ほたて貝柱
1缶45gあたり
糖質0.7g
発売元：マルハニチロ食品

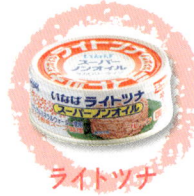
ライトツナ
スーパーノンオイル
1缶80gあたり
糖質0.2g
発売元：いなば食品

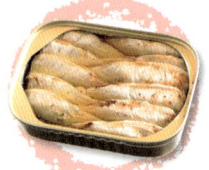
オイルサーディン
1缶110gあたり
糖質0.0〜1.7g
発売元：ニッスイ

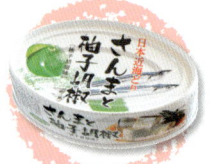
日本近海どりさんまと
柚子胡椒
100gあたり　※計算値
糖質1.0g
発売元：国分

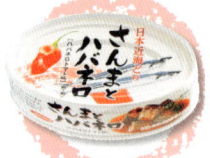
日本近海どりさんまと
ハバネロ
100gあたり　※計算値
糖質0.5g
発売元：国分

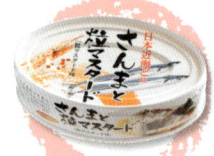
日本近海どりさんまと
粒マスタード
100gあたり　※計算値
糖質1.4g
発売元：国分

●おすすめ缶詰

商品名	糖質量
トマト水煮缶	1缶250gあたり糖質量7.7g
大豆水煮缶	1缶100gあたり糖質量2.7g

糖質オフテクニック　OFF　ごはん代用品

NG

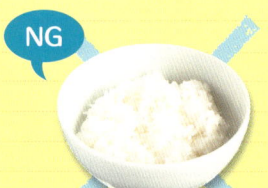
白米ごはん
1食150g
糖質55.3g

「木綿豆腐」に変更

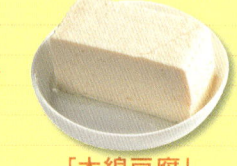
「木綿豆腐」
1食300g
糖質3.6g

「こんにゃくふっくライス」に変更

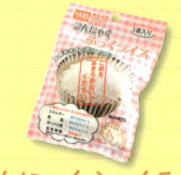
「こんにゃくふっくライス」
1食30g
糖質8.1g

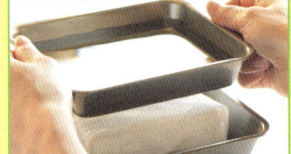

大柳流料理ポイント
■ キッチンペーパーでくるんで重石をしてしっかり水気を切るのがポイントです。

大柳流料理ポイント
■ だし120ccで煮るとリゾットやおじやのような水気がない状態を楽しめ、だしの分量を増やすと雑炊風に楽しめます。

大柳流「糖質オフ」食材選別術&下処理

乾物 うま味が凝縮したお助けアイテム。

OK食材

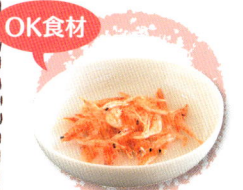
干し桜えび
3g中／糖質0.0g

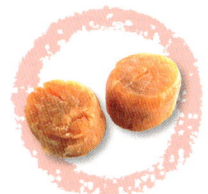
干し貝柱
10g中／糖質0.8g

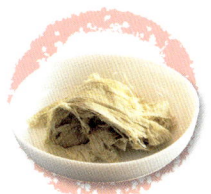
とろろ昆布
10g中／糖質2.2g

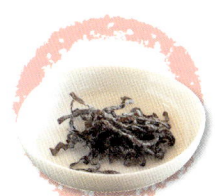
塩昆布
2g中／糖質0.4g

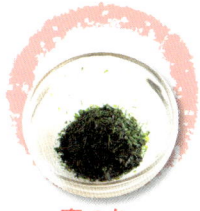
青のり
1g中／糖質0.2g

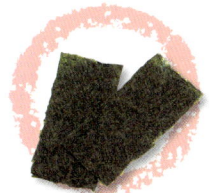
焼きのり
3g中／糖質0.2g

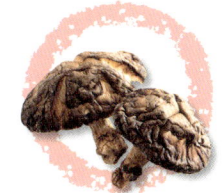
干ししいたけ
3g中／糖質0.7g

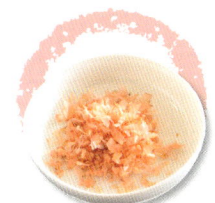
かつお節
3g中／糖質0.0g

● おすすめ乾物

商品名	糖質量	商品名	糖質量
乾燥わかめ	1食2gあたり糖質量0.1g	天日干しスルメ	1枚80gあたり糖質量0.3g
干しひじき	1食4gあたり糖質量0.5g	炒りごま	小さじ1（3g）あたり糖質量0.2g
食べる煮干し	ひとつまみ（20g）あたり糖質量0.1g		

糖質オフテクニック パン・いも代用品

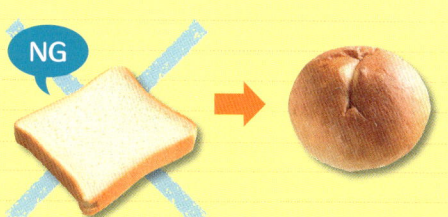

NG 食パン
1食60g
糖質26.6g

→ 「おいしい糖質制限パン」
1個45g
糖質1.7g

オススメポイント
■江部康二先生監修のパンなので、なんといっても血糖コントロールはお墨付き。サンドイッチにしてお弁当でも大活躍です。

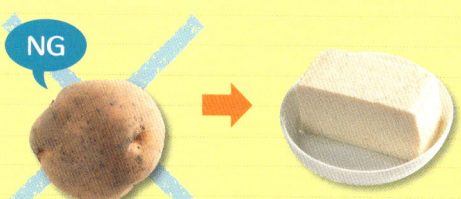

NG じゃがいも
1食60g
糖質9.8g

→ 「木綿豆腐」
1食100g
糖質1.2g

オススメポイント
■おから100%より、木綿豆腐の方が、ほどよい水分があるので、使用するマヨネーズ等オイルの量を減らせます。

飲料　甘くないお茶類と糖質ゼロならアルコールもOK！

OK食材

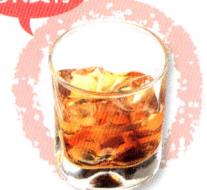
ウイスキー
30g中／糖質0.0g

焼酎
30g中／糖質0.0g

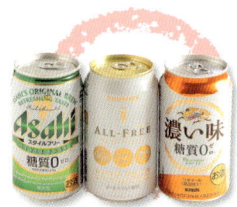
糖質ゼロビール
350g中／糖質0.0g

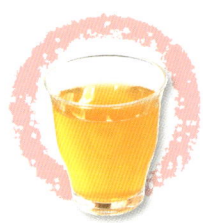
緑茶
100g中／糖質0.2g

●おすすめ飲料・アルコール

商品名	糖質量	商品名	糖質量
ミネラルウォーター	100g中／糖質0.0g	紅茶	100g中／糖質0.1g
麦茶	100g中／糖質0.3g	コーヒー	100g中／糖質0.0g
ほうじ茶	100g中／糖質0.1g	糖質ゼロの発泡酒	350g中／糖質0.0g
烏龍茶	100g中／糖質0.1g	炭酸水	100g中／糖質0.0g

冷凍食品　揚げ物類や主食類、かぼちゃ、芋類はNG！

●おすすめ冷凍食品

商品名	糖質量	商品名	糖質量
ほうれん草	50g中／糖質0.2g	ほたて	50g中／糖質2.5g
ブロッコリー	10g中／糖質0.1g	えび	10g中／糖質0.0g
枝豆	50g中／糖質1.7g	シーフードミックス	300g中／糖質1.7g
あさり（身）	40g中／糖質0.2g	さんま	100g中／糖質0.1g
しじみ（身）	25g中／糖質1.1g	まさば	100g中／糖質0.3g

覚えておきたい！NGエリア

肉の加工品売場	無添加のハム、ソーセージがあればそれをチョイス。	菓子売場	カカオ分の高いチョコか、おやつ昆布、ナッツ類以外、全滅。
魚の加工品売場	つなぎや砂糖の使われていない練り物があればそれをチョイス。	パン売場	立ち寄っても何も購入できるものはありません。
乳製品の加工品	甘味料や果物入りのヨーグルトや飲料はNG。	総菜売場	とんかつ、海老フライ、かき揚げなどの揚げ物は衣が糖質。油の質も心配です。せいぜい、衣が少ない鶏のから揚げ、焼き魚、青菜のおひたしなどをチョイス。

大柳流「糖質オフ」食材選別術&下処理

菓子類
米菓子や、小麦粉+砂糖を使った菓子より、乳製品+砂糖のアイスやプリンの方が糖質オフ。

少量ならOK食材

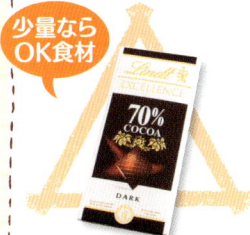
カカオ分の高いチョコレート
100g中／糖質33g

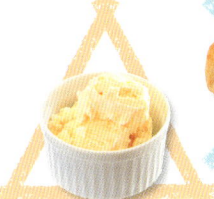
乳脂肪分の高い上質なアイスクリームミニカップを半量
50g中／糖質11.2g

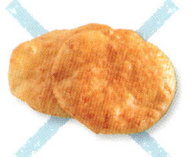
せんべい
15g中／糖質12.4g

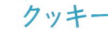
クッキー
30g中／糖質21.5g

スナック菓子、クッキーなどショートニング、マーガリンが使用された安価な菓子全般。チョコレート、かき餅、せんべいなど米菓子など。

乳製品
高カロリーなので、少量使いで、賢くコクやうまみを楽しみましょう。

OK食材

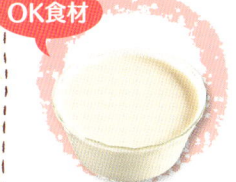
生クリーム
15g中／糖質0.4g

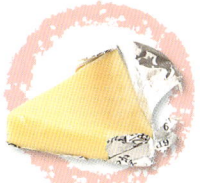
プロセスチーズ
20g中／糖質0.3g

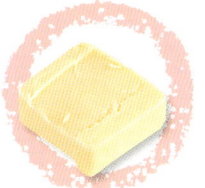
バター
4g中／糖質0.0g

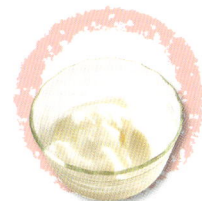
無糖ヨーグルト
100g中／糖質4.9g

漬け物
添加物の少ないものを、料理の味付けに取り入れると味のバリエーションが広がります。

OK食材

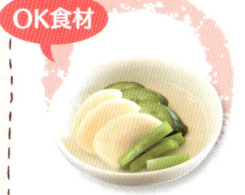
発酵したぬか漬け
30g中／糖質1.2g

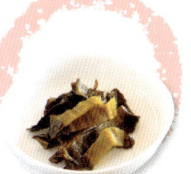
高菜漬け
10g中／糖質0.2g

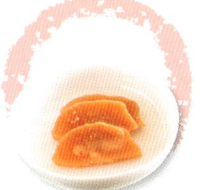
みそ漬け
15g中／糖質1.9g

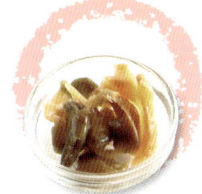
ザーサイ
10g中／糖質0.0g

時短テク オーブン余熱要らず！魚焼きグリル活用

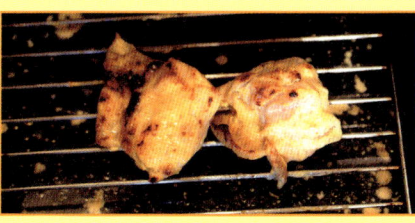

■ 網を高い位置から低く設定し、弱火でじっくり焼けば、「焼豚」や「タンドリーチキン」などの塊肉でも10分弱で火が通る。

「糖質オフ」手作り万能調味料

1 あらかじめ作り置きしておくことで
忙しい時、手やまな板ににんにくの匂いがつくのを防ぎます

ガーリックオイル

大さじ1中
糖質 **0.0g**
115kcal

材料（作りやすい分量）

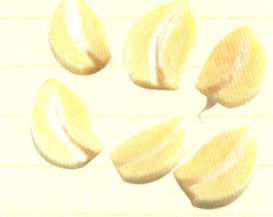 + 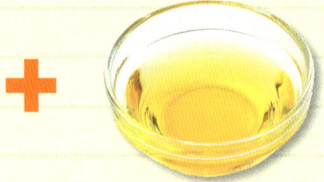 =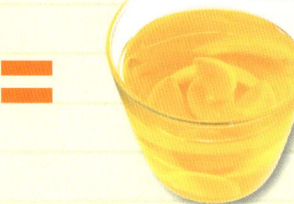

縦半分に切ったにんにく3粒 　　 オリーブ油200cc 　　 ガーリックオイル

作り方 ❶ にんにくは縦半分に切り、芽を取り除き、清潔な瓶に、オリーブ油とともに入れる。

アレンジ方法❶
●ガーリックハーブオイル

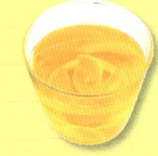 + 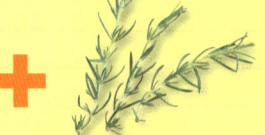 =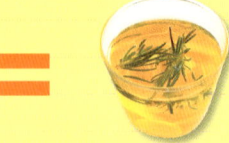

ガーリックオイル 　　 ローズマリー 　　 ガーリックハーブオイル

おすすめ料理
豚肉やラム肉などの肉や青魚と好相性。ハーブの香りが素材のうまみを引き立てます。

アレンジ方法❷
●ガーリック唐辛子オイル

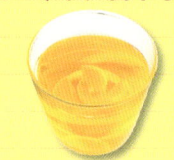 + 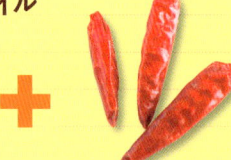 =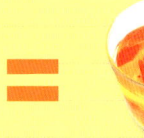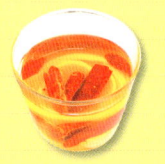

ガーリックオイル 　　 鷹の爪 　　 ガーリック唐辛子オイル

おすすめ料理
魚介、肉、野菜などに、ピリ辛にんにく風味をつけたいときに。万能活用できます！

アレンジ方法❸
●ガーリックアンチョビオイル

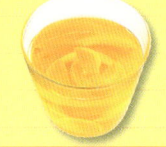 + 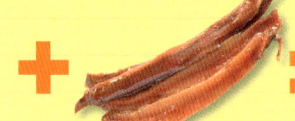 =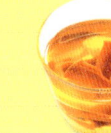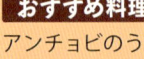

ガーリックオイル 　　 アンチョビ 　　 ガーリックアンチョビオイル

おすすめ料理
アンチョビのうまみが野菜、きのこ類など、淡白な素材にベストマッチ！

- 糖質オフ 手作り万能調味料

2 にんにく醤油

あえてシンプルに、にんにくの香りだけにしておくことで、甘み、辛み、酸味とバリエーションを広げやすくなります。

大さじ1中 糖質 **1.9g** 13kcal

材料（作りやすい分量）

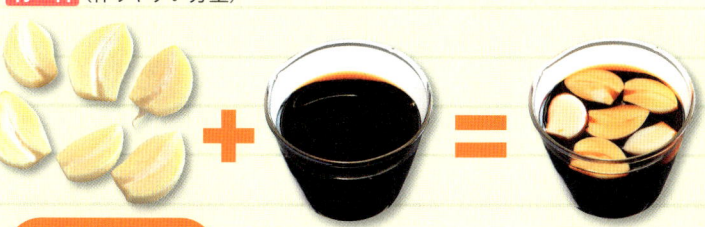

縦半分に切ったにんにく3粒 ＋ 醤油200cc ＝ にんにく醤油

アレンジ方法
- 「にんにく醤油」＋「甘味料」
  →「にんにく甘醤油」

おすすめ料理
豚肉チャーシューや鶏の唐揚げの下味に。
酢を加えれば、豚しゃぶサラダのドレッシングにも変身。

作り方 ❶ にんにくは縦半分に切り、芽を取り除き、清潔な瓶に、しょうゆとともに入れる。

3 うまみ醤油

煮物、すき焼き、照り焼きなど、甘辛い和風味付けはこれがあればなんでもOK。

大さじ1中 糖質 **1.9g** 14kcal

材料（作りやすい分量）
- しょうゆ……………………………300cc
- 水………………………………………100cc
- 「ラカントS（液状）」………………100cc
- 昆布……………………………………10g
- かつお節………………………………3パック

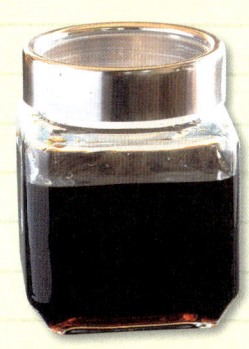

作り方
❶ 清潔な瓶に材料を入れ、冷蔵庫で1日ねかせる。
❷ 昆布とかつお節をザル等でこし、しょうゆを瓶に戻して、冷蔵庫で保存する。

アレンジ方法
- 「うまみ醤油」＋「酢」＋「柚子果汁」
  →「ポン酢」

4 甘みそ

炒め物の味付けに少量でコクと甘味をプラス。豚肉や鶏肉の味噌漬けにも使えます。

（大さじ1中／糖質3.1g／35kcal）

材料（作りやすい分量）
- みそ……………………………………100g
- 「ラカントS（液状）」…………………大さじ3

作り方
❶ 材料を混ぜ、清潔な容器に入れて、冷蔵庫で保存。

アレンジ方法
- 「甘みそ」＋「酢」→「酢みそ」
- 「甘みそ」＋「マヨネーズ」→「みそマヨディップ」

5 ごまだれ

ゆでたお肉や野菜にあえるだけで、濃厚な甘いごまの味わいがすぐに楽しめます。

（大さじ1中／糖質1.4g／102kcal）

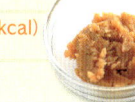

材料（作りやすい分量）
- 練りごま（白）…………………………100g
- 白だし………………………………大さじ1と½
- 「ラカントS（液状）」……………………大さじ1

作り方
❶ 材料を混ぜ、清潔な容器に入れて、冷蔵庫で保存。

アレンジ方法
- 「ごまだれ」＋「豆板醤」→「ピリ辛ごまだれ」
- 「ごまだれ」＋「だし汁」＋「酢」＋「白だし」
  →「しゃぶしゃぶごまだれ」

オススメ！糖質オフ 市販品

「陳麻婆豆腐」
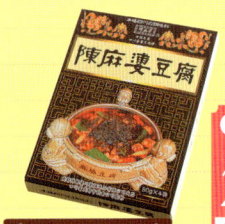
100g中 糖質 2.0g / 340kcal

オススメコメント
超激辛、大人限定の本格麻婆豆腐の味わいが自宅で楽しめます。魚介や肉の炒めものなどの味付けに常備しておくと便利です。

● 発売元：株式会社ヤマムロ
【お問い合わせ】☎ 03-3329-1111

「寄せ鍋つゆ」
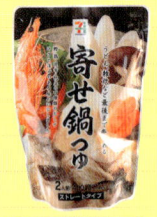
100g中 糖質 2.0g / 13kcal

オススメコメント
味わいが濃いので、水で薄めてかさましして使用しても経済的。鍋のつゆは重いので、自宅近くのコンビニで買える手軽さもお気に入りです。

● 発売元：セブンイレブン
【お問い合わせ】☎ 0120-711-372

「ラカントS」
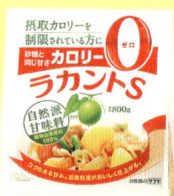
100g中 糖質 0.0g / 0kcal

オススメコメント
「羅漢果」から抽出した甘味成分エリスリトールでできた自然派甘味料。どんな料理にも最適。糖類0、カロリー0。
※血糖値を上げないエリスリトールの糖質除いて表記

● 発売元：サラヤ株式会社
【お問い合わせ】☎ 0120-26-1610

「糖質制限万能だし醤油」
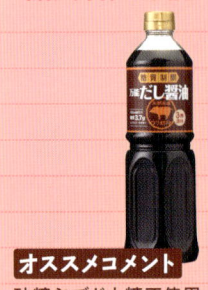
100g中 糖質 3.7g / 37kcal

オススメコメント
砂糖やブドウ糖不使用。糖質制限食で使える「めんつゆ」です。

● 発売元：糖質制限.com
【商品お取り寄せホームページ】
http://www.toushitsuseigen.com/

「おいしい糖質制限パン」
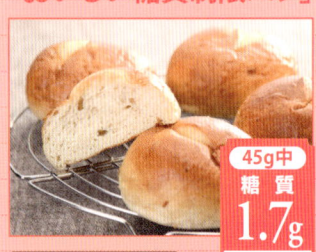
45g中 糖質 1.7g / 58kcal

オススメコメント
クセのない味わいで、そのまま食べても、具材をはさんでもOK。

● 発売元：糖質制限.com
【お問い合わせ】☎ 075-873-2170

「とば屋のポン酢」
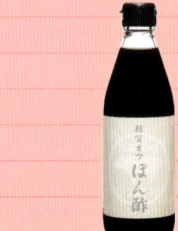
100g中 糖質 4.8g / 38kcal

オススメコメント
柚子の風味豊かなポン酢が、糖質オフで登場。鍋や魚などの和食だけでなく、サラダやステーキなどの洋食にもぴったり。

● 発売元：糖質制限.com
【お問い合わせ】☎ 075-873-2170

「あえるパスタソース たらこ」
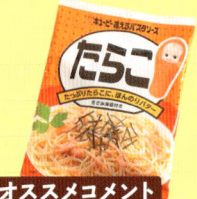
100g中 糖質 10.9g / 343kcal

オススメコメント
大人も子どもも大好きなたらこ味を手軽に味わえます。豆腐のタラモサラダや野菜やきのこサラダの味付けにも使えます。

● 発売元：キユーピー
【お問い合わせ】☎ 0120-14-1122

「タイのレッドカレー」
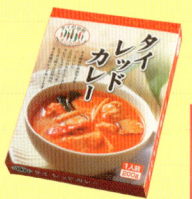
100g中 糖質 3.5g / 142kcal

オススメコメント
レトルトパウチの手軽さと、本格的な味わいで常備しています。

● 発売元：アイランドコーポレーション
【商品お取り寄せホームページ】
http://www.allied-thai.co.jp/

「豆腐かんす」
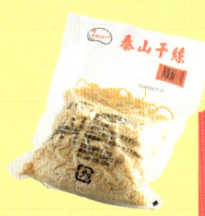
100g中 糖質 2.7g / 175kcal

オススメコメント
淡泊な味わいなので、和洋中、どんな味付けにも合います。

● 発売元：楽天
【商品お取り寄せホームページ】
http://item.rakuten.co.jp/worldmarket/s_kansu/

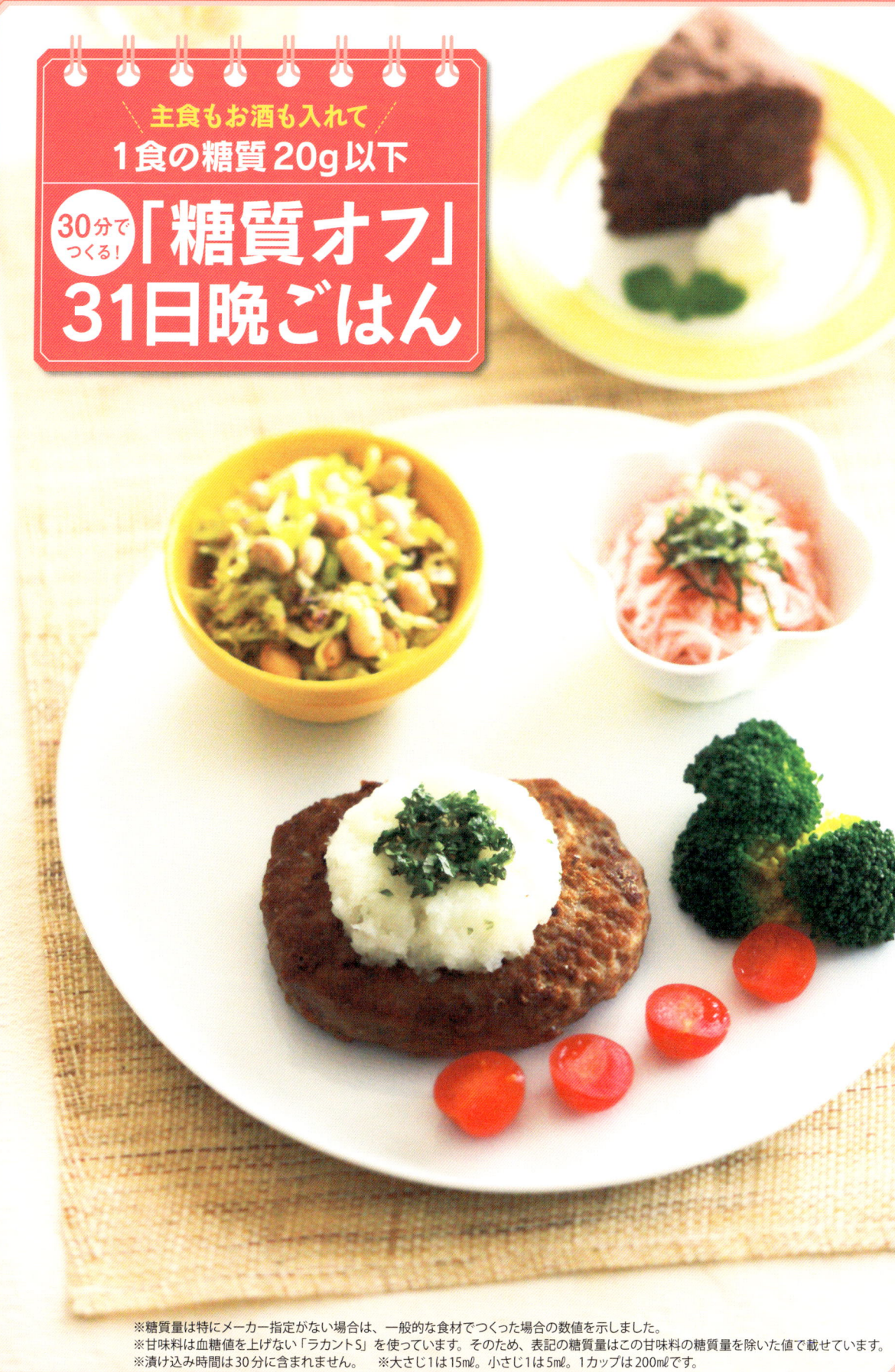

主食もお酒も入れて
1食の糖質20g以下

30分でつくる！
「糖質オフ」
31日晩ごはん

※糖質量は特にメーカー指定がない場合は、一般的な食材でつくった場合の数値を示しました。
※甘味料は血糖値を上げない「ラカントS」を使っています。そのため、表記の糖質量はこの甘味料の糖質量を除いた値で載せています。
※漬け込み時間は30分に含まれません。　※大さじ1は15㎖。小さじ1は5㎖。1カップは200㎖です。

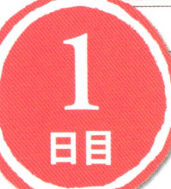

1日目

カレー、ココナッツ、しょうがなど、エスニックな風味を満喫

タンドリーチキンと旬野菜のごま豆腐ディップ定食

Total 糖質 13.1g

定食メニュー
- タンドリーチキン
- 旬野菜のごま豆腐ディップ
- しょうがスープ
- ココナッツミルクのゼリー　ココアソース

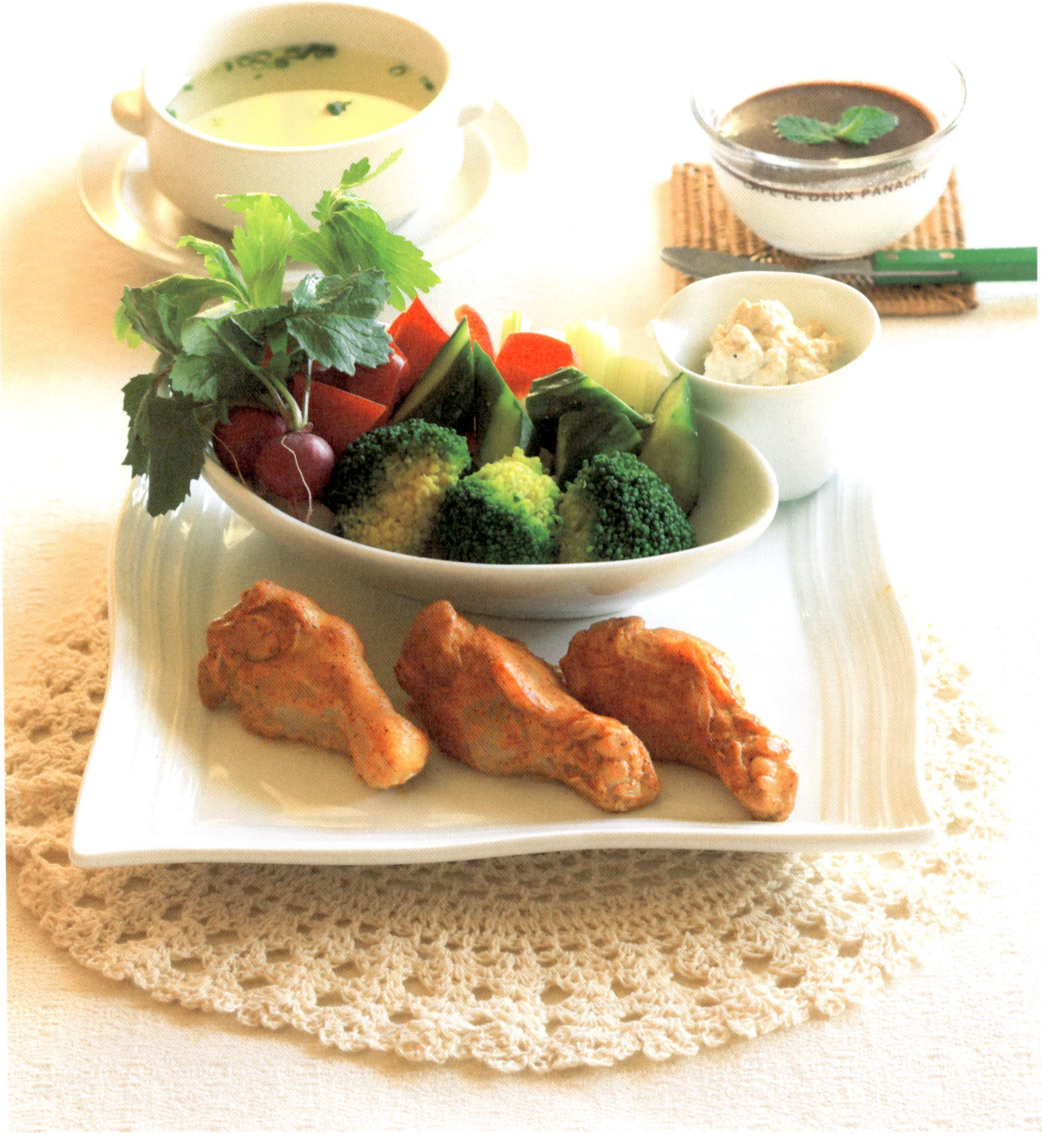

1食の糖質20g以下「糖質オフ」31日晩ごはん

時短・節約ポイント

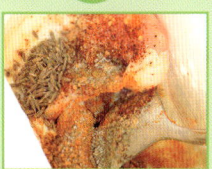

ヨーグルトのパックが残り少なくなったら容器の周りのヨーグルトを刮げ落としながら、無駄無く、容器にそのまま漬け込めます。

● アレンジ

鶏ささみやえび、白身魚などを漬け込むのもおすすめ。お弁当のおかずにもぴったりです。

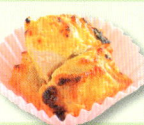

タンドリーチキン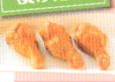

漬け込み

糖質 3.7g

材料(1人分)

鶏手羽元……………………………………3本
A ┌ ヨーグルト………………………………大さじ3
　├ カレー粉…………………………………小さじ1
　├ チリパウダー……………………………小さじ1
　├ コンソメ(顆粒)…………………………少々
　├ ハーブソルト……………………………小さじ½
　└ クミン(粒)………………………………少々

作り方

① ビニール袋に鶏手羽元・Aを入れて混ぜ合わせ、冷蔵庫で1日漬け込む。
② ①の表面のヨーグルトを取り、魚焼きグリルで焼き、器に盛る。

しょうがスープ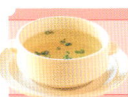

糖質 1.3g

材料(1人分)

A ┌ おろししょうが…………………………10g
　├ 白だし……………………………………大さじ½
　├ 万能ねぎ(小口切り)……………………小さじ1
　└ 酢…………………………………………小さじ1
熱湯……………………………………………200cc

作り方

① 器にAを入れ、熱湯を注ぐ。

旬野菜のごま豆腐ディップ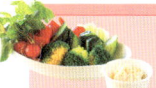

糖質 4.4g

材料(1人分)

木綿豆腐………………………………………30g
A ┌ 練りごま(白)……………………………大さじ1
　├ 白だし……………………………………小さじ1
　└ 「ラカントS(液状)」……………………少々
ブロッコリー・ラディッシュ・セロリ・
きゅうり・赤パプリカ………………………適量

作り方

① すり鉢にしっかり水切りした木綿豆腐・Aを入れ、なめらかになるまで混ぜ合わせて器に盛る。
② ブロッコリーは小房に分けてゆで、ラディッシュ・セロリ・きゅうり・赤パプリカは食べやすい大きさに切り、別の器に盛る。

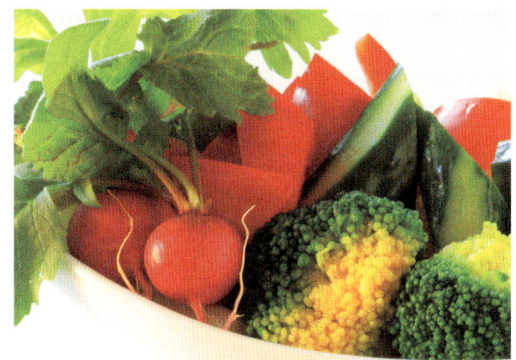

ココナッツミルクのゼリー ココアソース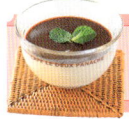

糖質 3.7g

材料(1人分)

ゼラチン(板)…………………………………1枚(1.5g)
A ┌ ココナッツミルク………………………50cc
　├ 生クリーム………………………………50cc
　└ 「ラカントS(液状)」……………………大さじ1
B ┌ 純正ココア………………………………小さじ½
　├ 生クリーム………………………………大さじ½
　└ 「ラカントS(液状)」……………………大さじ1
ミント…………………………………………適宜

作り方

① ゼラチンはたっぷりの水(分量外)に浸して戻す。
② 鍋にA・①を入れて弱火にかけ、沸騰させないようにゼラチンを煮溶かし、器に注ぎ、冷蔵庫で冷やし固める。
③ Bを混ぜ合わせてチョコソースを作り、②にかけ、お好みでミントを飾る。

2日目 鶏のから揚げ・豆腐とアボカドのチーズ焼き定食

から揚げのさっくり衣の食感も、少ない小麦粉使いで安心して楽しめます

Total 糖質 15.9g

定食メニュー
- 鶏のから揚げ
- 豆腐とアボカドのチーズ焼き
- きのことパプリカのさっぱりレモンサラダ

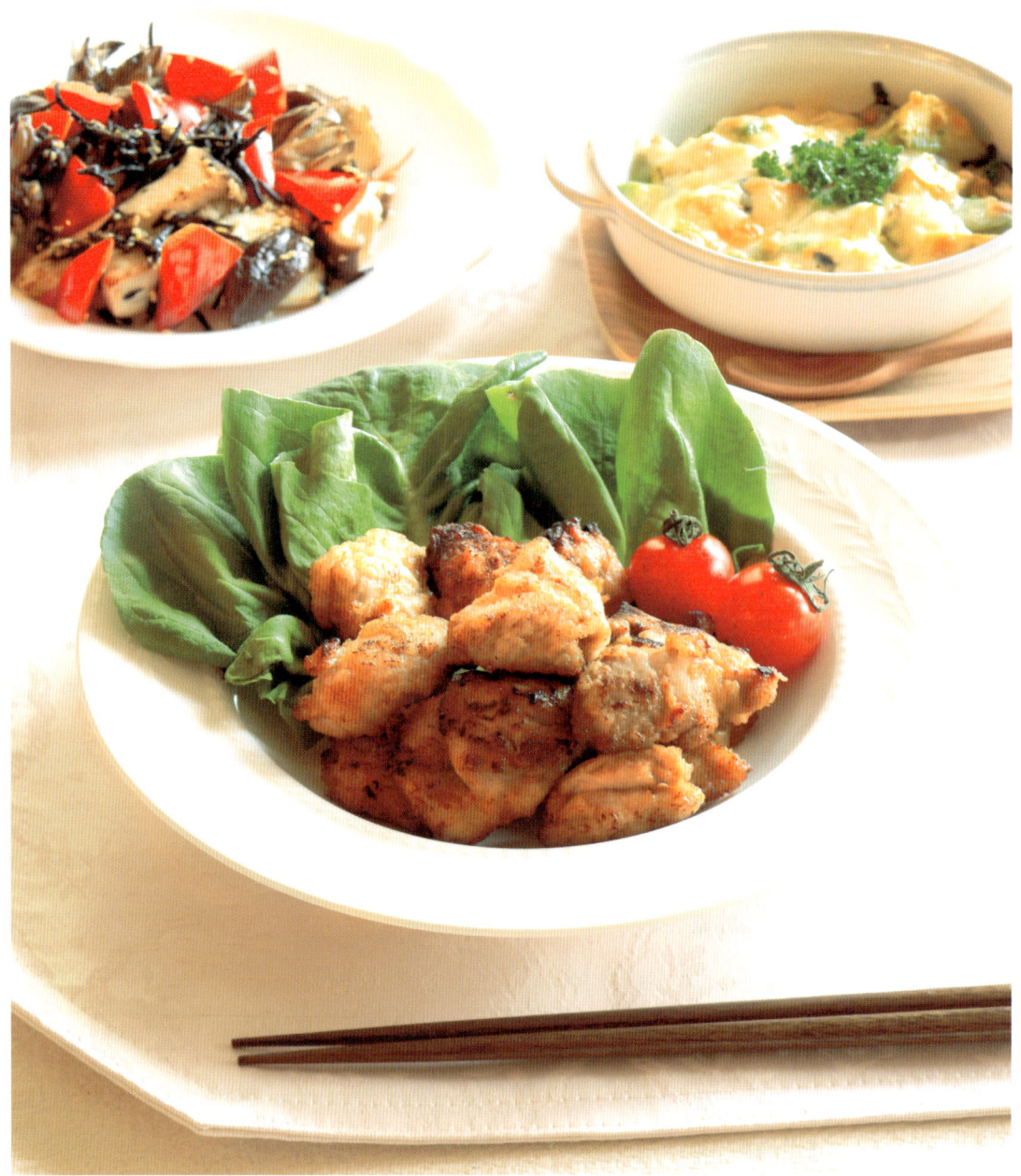

糖質オフポイント

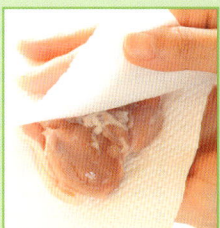

汁気が多い場合、水気を軽くふき取ると、少ない衣でもさっくり感を得られます。ビニール袋で空気を入れて振りあわせるのも少ない小麦粉ですませられるコツです。

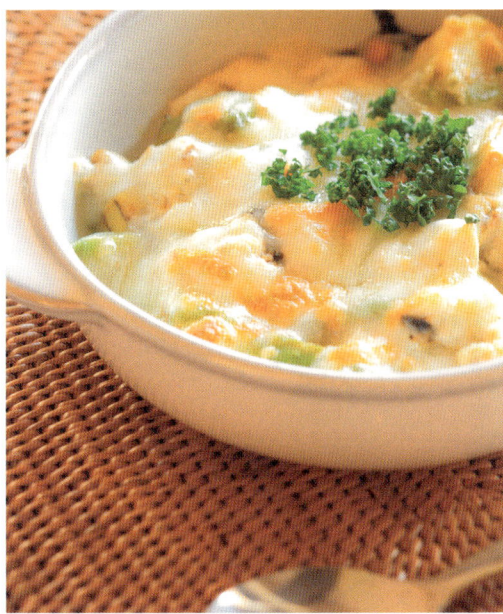

鶏のから揚げ 〈漬け込み〉

糖質 9.2g

材料（1人分）
- 鶏もも肉 …………………………… 1枚
- A「にんにく醤油」……………… 小さじ1
- 　「ラカントS（液状）」………… 小さじ1
- 　塩 …………………………………… 少々
- 　こしょう ……………………………… 少々
- 小麦粉 ……………………………… 大さじ1
- 揚げ油 ………………………………… 適量
- サラダ菜 ……………………………… 適量
- ミニトマト ……………………………… 2個

作り方
❶ 鶏もも肉は、余分な皮や脂を取り除いてひと口大に切り、ビニール袋に入れてAを加え、半日～1日、漬け込む。
❷ ①の表面の水気が多い場合、キッチンペーパーなどで水気をふき取り、新しいビニール袋に小麦粉とともに入れ、空気を入れてビニール袋の口をとめてふり、小麦粉を全体にまぶす。
❸ 揚げ油を熱し、②を揚げて器に盛り、サラダ菜・ミニトマトを添える。

きのことパプリカの さっぱりレモンサラダ

糖質 3.0g

材料（1人分）
- しいたけ …………………………… 2枚
- まいたけ …………………………… 50g
- エリンギ …………………………… 1本
- 赤パプリカ ………………………… ¼個
- A 生ひじき（ゆで） ………………… 大さじ1
- 　白だし ……………………………… 小さじ1
- 　レモン汁 …………………………… 小さじ1
- 　炒りごま（白） ……………………… 小さじ1

作り方
❶ しいたけ・まいたけ・エリンギは食べやすい大きさに切り、魚焼きグリルで焼いて赤パプリカは小さめの乱切りにする。
❷ ボウルに①・Aを入れて混ぜ合わせ、器に盛る。

豆腐とアボカドのチーズ焼き

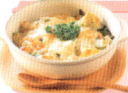

糖質 3.7g

材料（1人分）
- 木綿豆腐 ………………………… ⅓丁（100g）
- アボカド …………………………… ½個
- A ハーブソルト ……………………… 小さじ½
- 　塩昆布 …………………………… ひとつまみ
- ピザ用チーズ ……………………… 30g
- オリーブ油 ………………………… 小さじ1
- パセリ（みじん切り） ……………… 少々

作り方
❶ しっかり水切りした木綿豆腐は手でひと口大にくずし、アボカドはひと口大に切る。
❷ フライパンを熱してオリーブ油を敷き、①を加えさっと炒め、Aを加えて全体を混ぜ合わせながら炒める。
❸ 耐熱容器に②を入れてピザ用チーズを散らし、魚焼きグリルでチーズが溶けて焼き色がつくまで焼き、パセリを散らす。

3日目

あえて豆腐で作りたいほど、ふんわり食感がクセになるお好み焼きです

豆腐の海鮮ミニお好み焼きと鶏ささみの梅肉おろし和え定食

Total
糖質
14.6g

定食メニュー
- 豆腐の海鮮ミニお好み焼き
- 鶏ささみの梅肉おろし和え
- わかめスープ

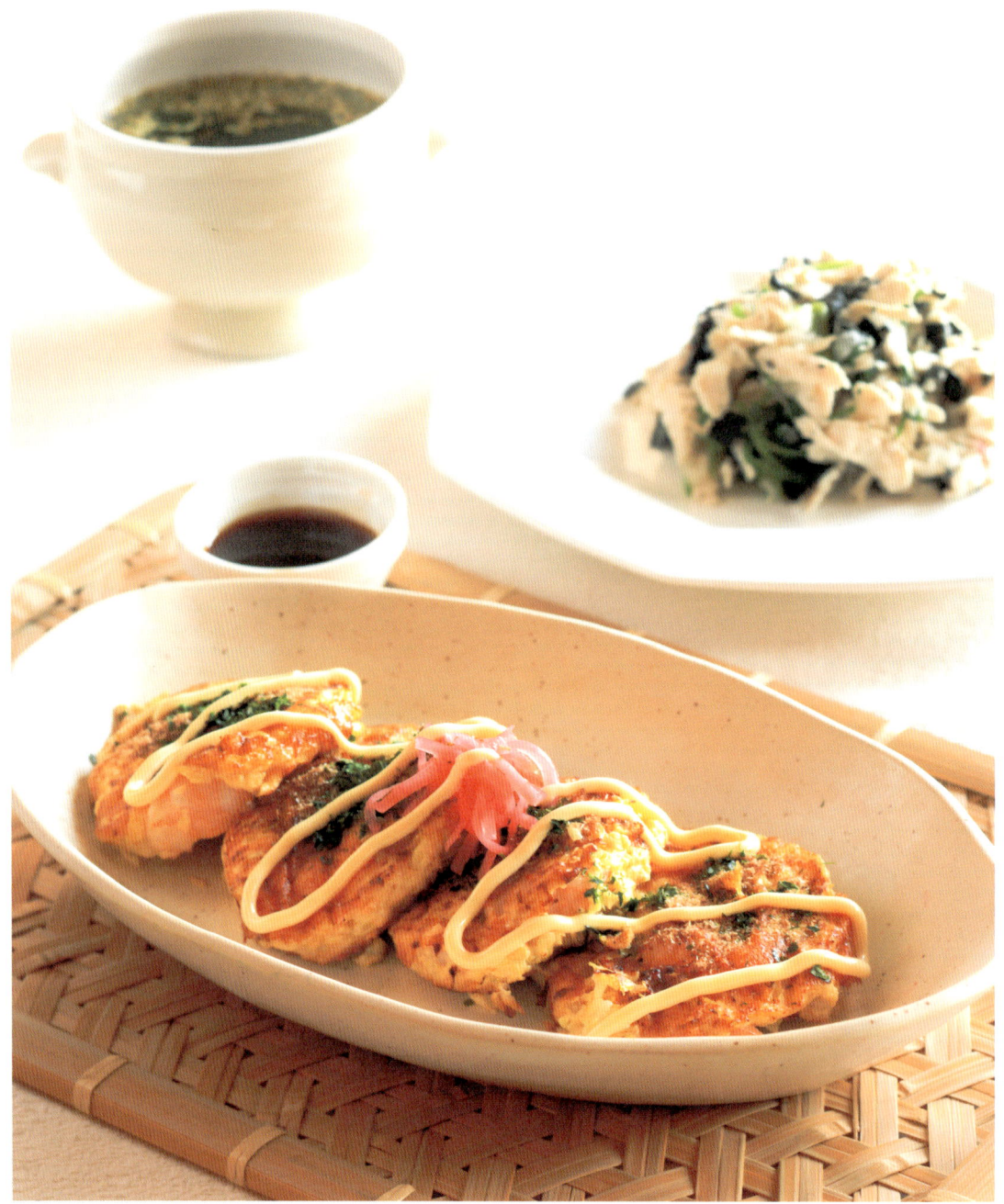

1食の糖質20g以下「糖質オフ」31日晩ごはん

糖質オフポイント

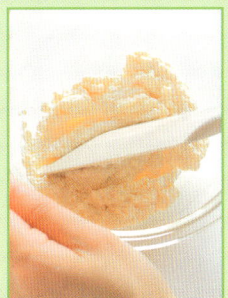

しっかり水切りした木綿豆腐は、ペースト状にのばすと、小麦粉＋山芋のような生地感になります。具は豚肉など好みでアレンジOK。中濃ソースはコンビニに60mlの小さなものがあるので、使い切りやすくてオススメ。

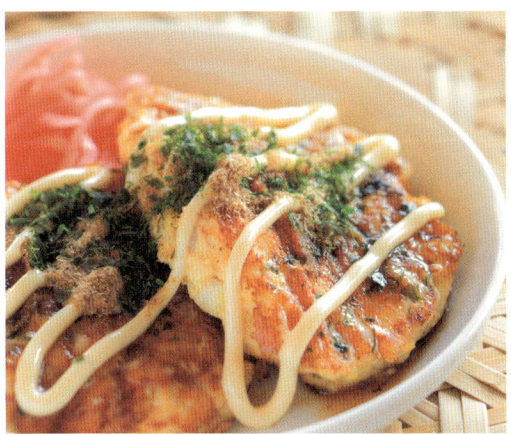

豆腐の海鮮ミニお好み焼き
糖質 7.7g

材料（1人分）
- 木綿豆腐……½丁（150g）
- キャベツ……50g
- むきえび……50g
- タコ（ゆで）……50g
- 卵……1個
- ピザ用チーズ……30g
- A
  - しょうゆ……大さじ½
  - 中濃ソース……大さじ½
  - 「ラカントS（液状）」……大さじ½
- B　マヨネーズ・青のり・粉かつお節……適宜
- 紅しょうが……適量
- オリーブ油……小さじ1

作り方
1. キャベツは粗いみじん切り、タコはひと口大に切り、むきえびは3等分に切る。
2. ボウルにしっかり水切りした木綿豆腐を入れ、ゴムベラでなめらかなペースト状にしたら①・卵・ピザ用チーズを加え、全体を混ぜ合わせる。
3. フライパンを熱してオリーブ油を敷き、②を4つに丸く成形しながら入れて蓋をし、弱火〜中火で両面を焼いて火を通し、器に盛り、合わせておいたAを塗り、好みでBを飾り、紅しょうがを添える。

鶏ささみの梅肉おろし和え
糖質 4.2g

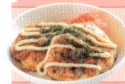

材料（1人分）
- 鶏ささみ……2本
- 三つ葉……30g
- 大根……100g
- A
  - 梅肉……大さじ1弱（梅干し1個分）
  - 「ラカントS（液状）」……小さじ⅓
- 薄口しょうゆ……適量
- 焼きのり……½枚

作り方
1. 鶏ささみは熱湯でゆで、食べやすい大きさにさいて、水気をしっかり切り、薄口しょうゆ（分量外）を少々かけて下味をつける。
2. 三つ葉は食べやすい大きさに切り、熱湯でさっとゆで、水気をしっかり切り、大根はすりおろして軽く水気を残す程度にまでしぼる。
3. ボウルにAを入れてよく混ぜ、①・②・ちぎった焼きのりを加えて和え、薄口しょうゆで味を調えたら、器に盛る。

わかめスープ
糖質 2.7g

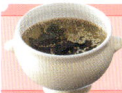

材料（1人分）
- A
  - わかめ（乾燥）……小さじ1
  - 中華だしの素（粉末）……小さじ1
  - 水……200cc
- 薄口しょうゆ……適量
- B
  - 炒りごま（白）……小さじ1
  - ごま油……少々

作り方
1. 鍋にAを入れて火にかけ、沸騰してわかめが戻ったら、薄口しょうゆで味を調え、Bを加え、器に盛る。

4
日目

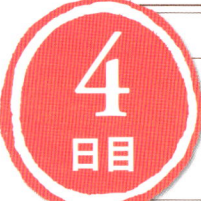

市販品を上手に使って、和定食の香りと風味をお手軽に堪能

絹豆腐のお茶漬け風とさわらの柚庵焼き定食

Total
糖質
14.7g

定食メニュー

- 絹豆腐のお茶漬け風
- さわらの柚庵焼き
- もやしと豚肉のごまサラダ

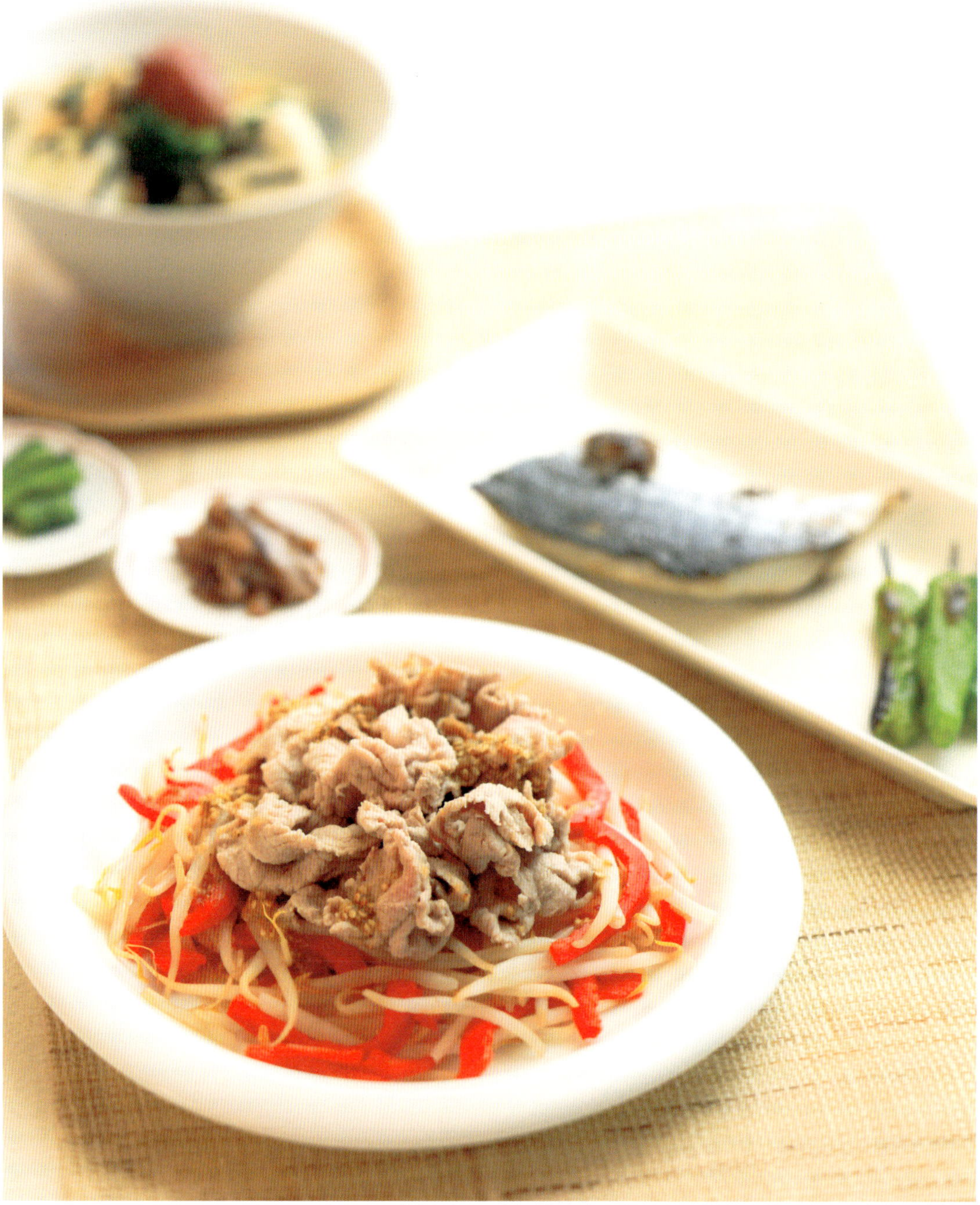

1食の糖質20g以下「糖質オフ」31日晩ごはん

糖質オフポイント

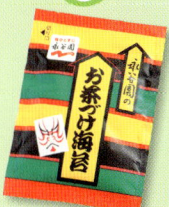

市販のお茶漬けの素があると、お茶漬け感が一気にアップ。市販のお茶漬けの素（永谷園／お茶漬けのり）で、1袋（6g）炭水化物3.1gなので安心して活用できます。

市販調味料　絹豆腐のお茶漬け風

糖質 9.3g

材料（1人分）
- 絹豆腐……………………………1丁（300g）
- 「お茶漬けの素」……………………………1袋
- 熱いお茶か湯……………………………適量
- A 漬物・塩辛など……………………………適宜

作り方
❶絹豆腐を粗く崩しながら器に入れて軽くラップをかけ、500Wの電子レンジで2分～3分加熱する。
❷器に出てきた豆腐の水分を切り、「お茶漬けの素」を入れ、熱いお茶か湯をまわしかけ、好みでAを添える。

漬け込み　さわらの柚庵焼き

糖質 1.5g

材料（1人分）
- A
  - サワラ……………………………1切れ（80～100g）
  - 柚子果汁……………………………小さじ1
  - 白だし……………………………小さじ1
  - 「ラカントS（液状）」……………………………小さじ½
- ししとう……………………………3本

作り方
❶ビニール袋にAを入れて半日～1日、漬け込む。
❷魚焼きグリルで①・ししとうを焼き、器に盛る。

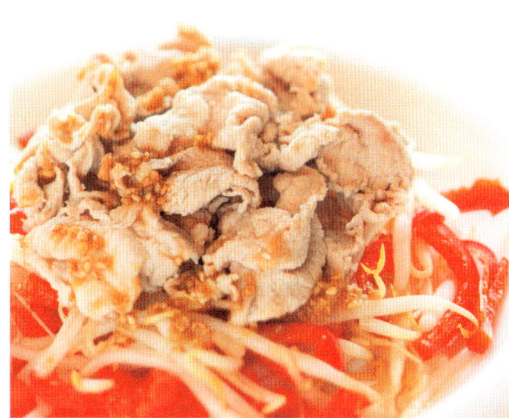

もやしと豚肉のごまサラダ

糖質 3.9g

材料（1人分）
- もやし……………………………½袋
- 赤パプリカ……………………………½個
- 豚もも肉（赤身・切り落とし）……………………………100g
- 薄口しょうゆ……………………………小さじ2
- A
  - 「ごまだれ」……………………………大さじ1
  - 酢……………………………小さじ1
  - 炒りごま（白）……………………………小さじ1

作り方
❶熱湯に塩（分量外）を入れ、もやし・細切りにした赤パプリカをさっとゆでてザルにあげ、同じ熱湯で豚もも肉をさっとゆで、水気をしっかり切り、器に盛る。
❷Aを混ぜ合わせてごまだれを作り、①にまわしかける。

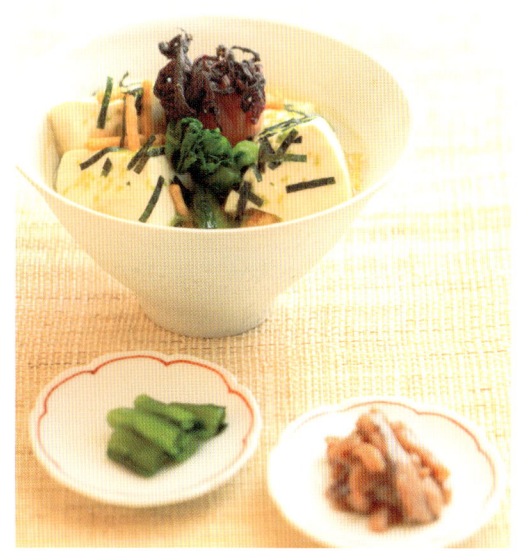

5日目 豆腐チャーハンと焼き豚定食

見た目も味わいも、まるでチャーハン。お肉を添えてボリューム満点

Total 糖質 12.0g

定食メニュー
- 豆腐チャーハン
- 焼き豚
- きのこのカレースープ

酒
- ハイボール（1杯200cc／ウイスキー1：炭酸3〜4＋氷）　糖質0.0g

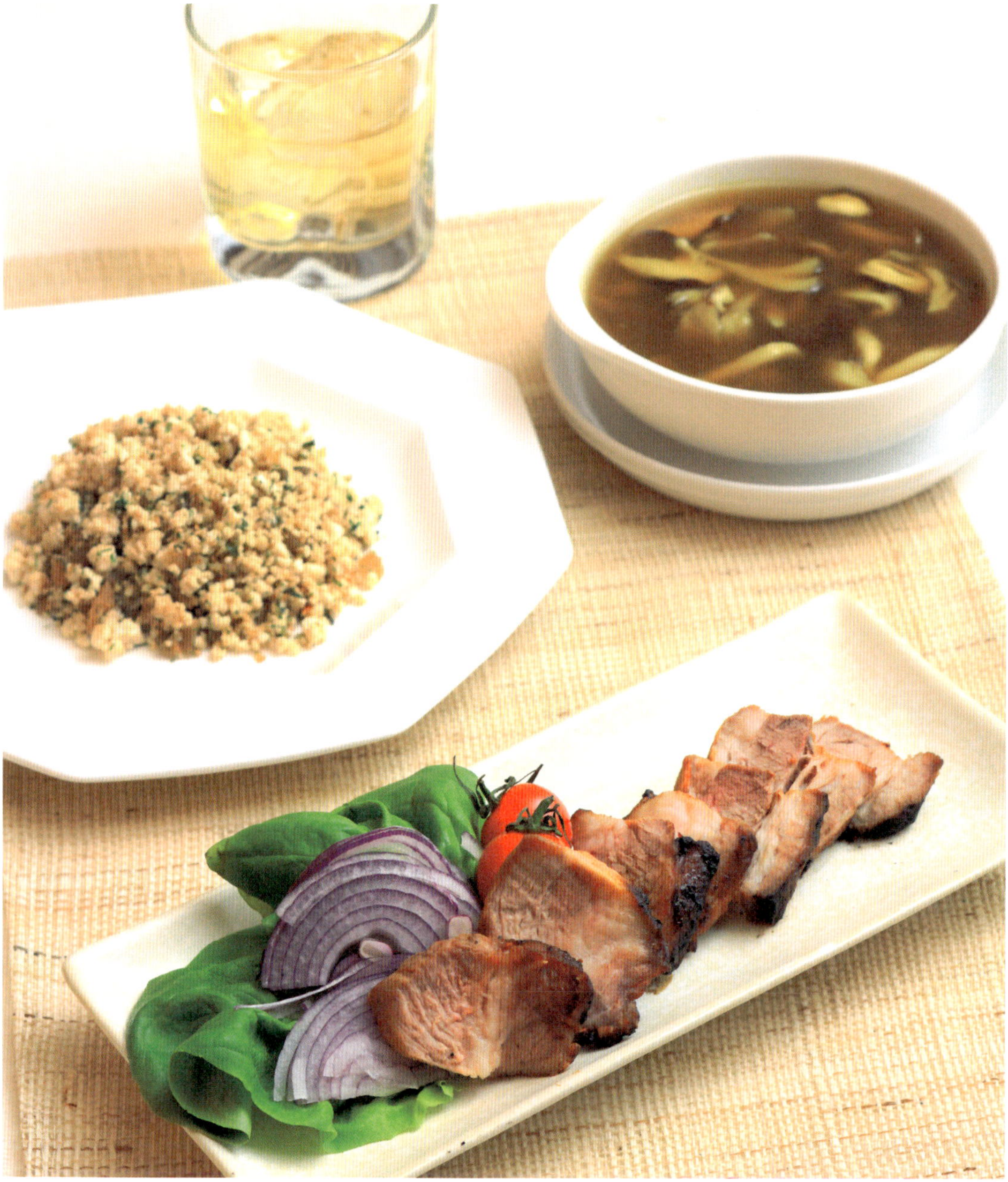

1食の糖質20g以下「糖質オフ」31日晩ごはん

糖質制限に飽きないコツ

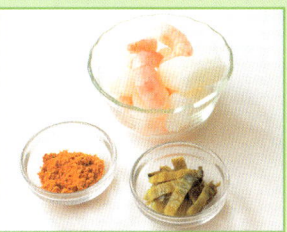

カレーチャーハンや海鮮チャーハン、高菜チャーハンなどによって味のバリエーションが広がります。

豆腐チャーハン

糖質 5.2g

材料（1人分）
- 木綿豆腐　…………………………1丁（300g）
- オリーブ油　………………………小さじ1
- A
  - ザーサイ（粗いみじん切り）………大さじ1（20g）
  - 中華だしの素（粉末）………………小さじ½
  - しょうゆ　………………………………少々
- B
  - 青のり　………………………………小さじ1
  - 炒りごま（白）………………………小さじ1

作り方
❶ フライパンにオリーブ油を敷いて火にかけ、しっかり水切りした木綿豆腐をくずしながら加え、木綿豆腐の水分を飛ばす様に強火で炒め、Aで味付けし、Bを加えて全体を混ぜ合わせ、器に盛る。

焼き豚　【漬け込み】

糖質 2.2g

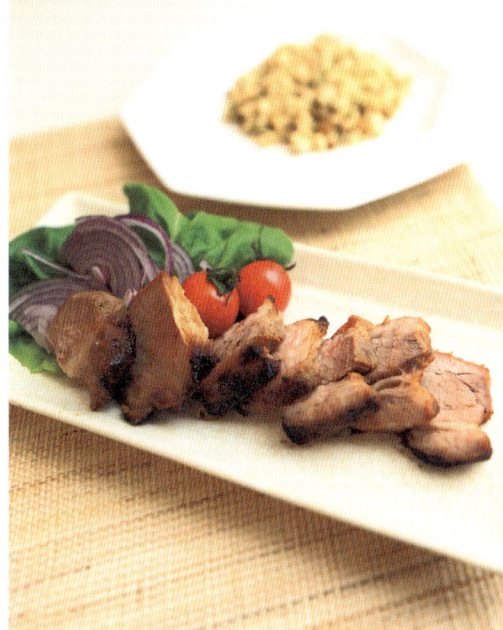

材料（作りやすい分量）　※糖質は半量で表記
- 豚肩ロース肉（赤身・塊）……………1本（200g）
- A
  - 「にんにく醤油」……………………小さじ1
  - オイスターソース……………………小さじ1
  - 豆板醤　………………………………小さじ1
  - 「ラカントS（液状）」………………大さじ1
- サラダ菜・レッドオニオン……………適量
- ミニトマト………………………………2個

作り方
❶ ビニール袋に豚肩ロース肉・Aを入れ、1〜2日程、漬け込む。
❷ ①を魚焼きグリルに入れ、弱火〜中火で全面をまわしながら焼いて中まで火を通し、火を止めて魚焼きグリルの中に10分ほど置き、肉汁を落ち着かせる。
❸ ②を半量を目安に薄切りにし、サラダ菜・薄くスライスしたレッドオニオン・ミニトマトとともに器に盛る。

きのこのカレースープ

糖質 4.6g

材料（1人分）
- きのこ類（しいたけ・しめじなど）……………100g
- A
  - カレー粉　……………………………小さじ½
  - 一味唐辛子　…………………………少々
- B
  - 中華だしの素（粉末）…………………小さじ1
  - 水　……………………………………200cc
- オリーブ油………………………………小さじ½
- 塩・こしょう……………………………少々

作り方
❶ きのこ類は食べやすい大きさに切る。
❷ 鍋にオリーブ油を敷いて火にかけ、①・Aを加えて炒め、Bを加え、沸騰したら、塩・こしょうで味を調え、器に盛る。

アレンジポイント

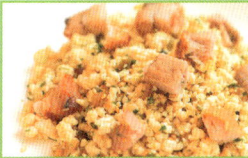

残りの焼き豚は、お弁当のおかずや、豆腐チャーハンの具に使えます。

6
日目

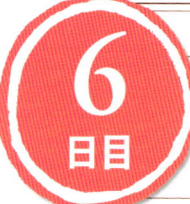

ラーメン＆ぎょうざの、魅惑のセットメニューが糖質オフで実現！

青じそぎょうざと豆腐麺の醤油ラーメン定食

Total
糖質
15.2g

定食メニュー

- 青じそぎょうざ
- 豆腐麺の醤油ラーメン
- 野菜のレモンマリネ

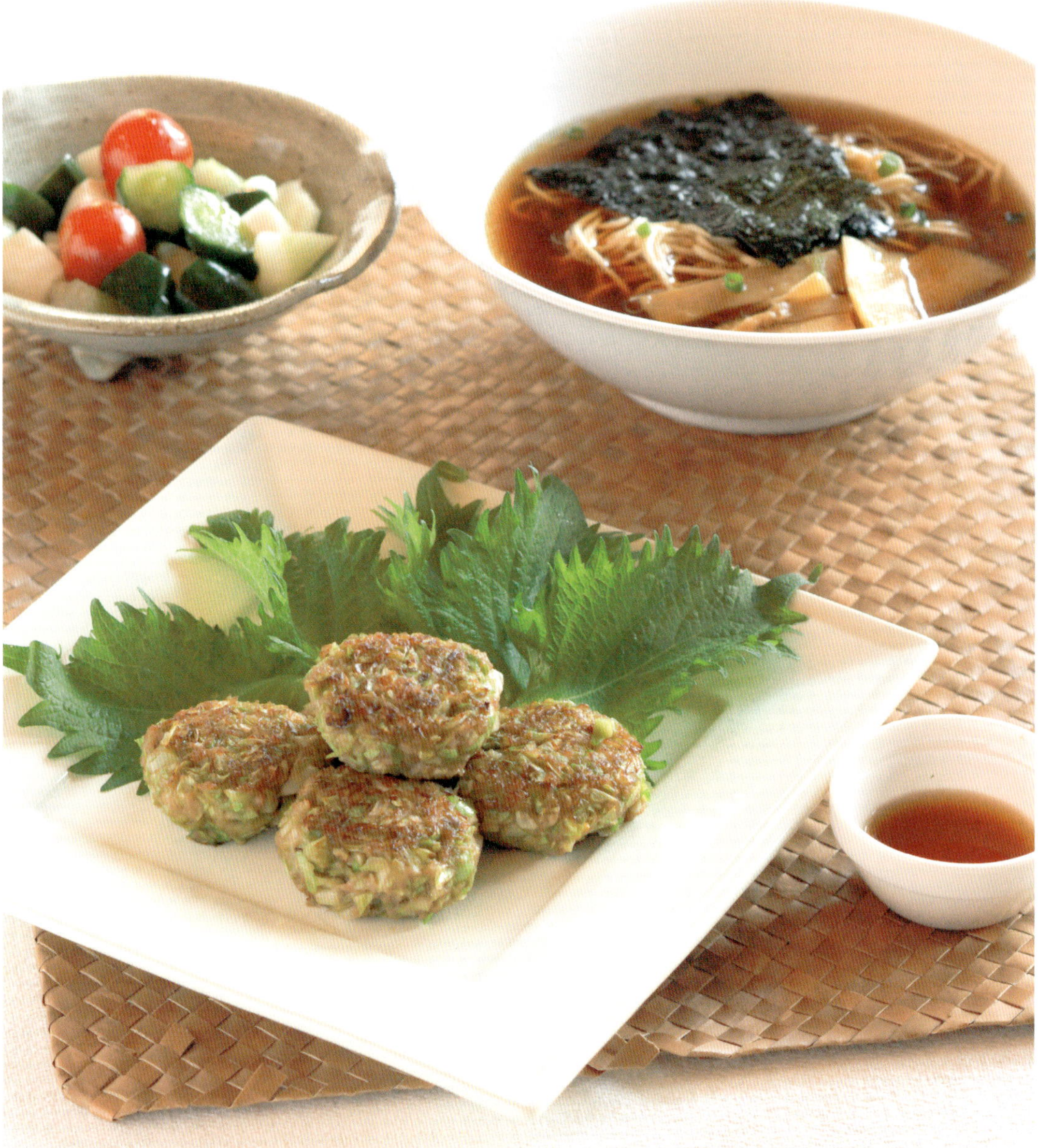

1食の糖質20g以下「糖質オフ」31日晩ごはん

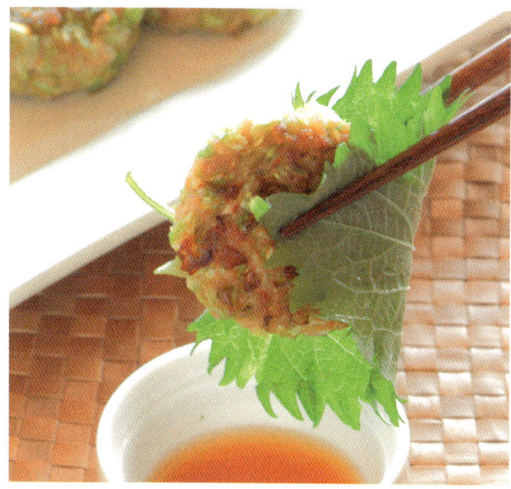

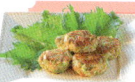
青じそぎょうざ
糖質 5.6g

■材料（1人分）
- A
  - 豚ひき肉……………………………50g
  - ごま油………………………………小さじ½
  - 「にんにく醤油」…………………小さじ½
  - オイスターソース…………………小さじ⅓
  - 片栗粉………………………………小さじ1
  - キャベツ（粗いみじん切り）……1カップ(50g)
- ごま油…………………………………小さじ1
- 青じそ…………………………………5枚
- B
  - 「うまみ醤油」……………………小さじ1
  - 酢……………………………………小さじ1
  - ラー油………………………………適宜

■作り方
① ボウルにAを入れてしっかり練り合わせ、5等分にして丸く成形する。
② フライパンを熱してごま油を敷き、①の両面をこんがり焼いて火を通し、青じそとともに器に盛り、混ぜ合わせておいたBのたれを添える。

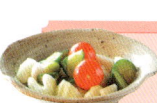
野菜のレモンマリネ
糖質 5.2g

■材料（1人分）
- きゅうり…………………………………½本
- セロリ……………………………………¼本
- かぶ………………………………………½個
- ミニトマト………………………………2個
- A
  - レモン汁………………………………小さじ2
  - 白だし…………………………………小さじ1
  - オリーブ油……………………………小さじ1

■作り方
① きゅうり・セロリは乱切り、かぶはくし切りにする。
② ボウルに①・ミニトマト・Aを入れて混ぜ合わせ、冷蔵庫で30分程なじませ、器に盛る。

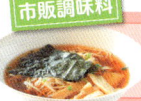
市販調味料
豆腐麺の醤油ラーメン
糖質 4.4g

■材料（1人分）
- 「豆腐かんす」………………………………80g
- A
  - 「醤油ラーメンスープ」…………………1食分
  - 熱湯…………………………………………300cc
- B
  - メンマ・万能ねぎ（小口切り）
  - 焼きのり・こしょう………………………適量

■作り方
① 鍋に湯（分量外）を沸かし「豆腐かんす」を入れ、火を止めて蓋をし、2分程蒸らす。
② Aを合わせて器に注ぎ、水気をしっかり切った①を入れ、Bを飾る。

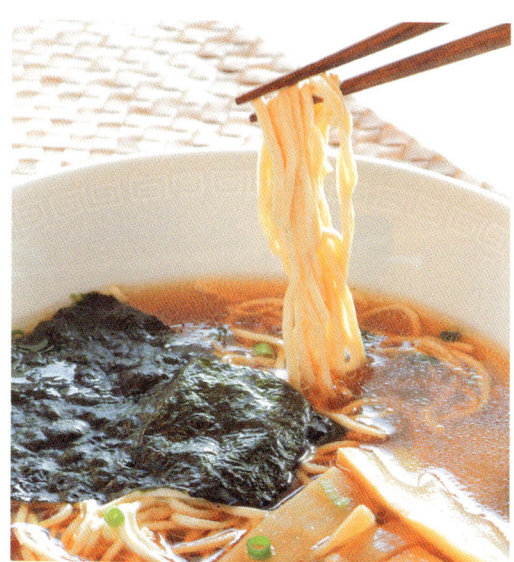

糖質制限に飽きないコツ

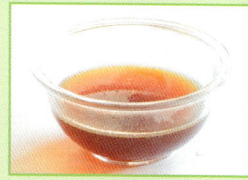
市販のラーメンスープの素を使って、手軽にラーメン味を楽しめます。スープの味を変えれば、飽きずに続けられます。

7日目

禁断の中華風のこってり味を存分に堪能。〆はソーメン風味で大満足

鶏手羽中の甘酢揚げと中華風白和え定食

Total 糖質 **14.4g**

▰ 定食メニュー
- 鶏手羽中の甘酢揚げ
- 中華風白和え
- もずくとえのきのソーメン風

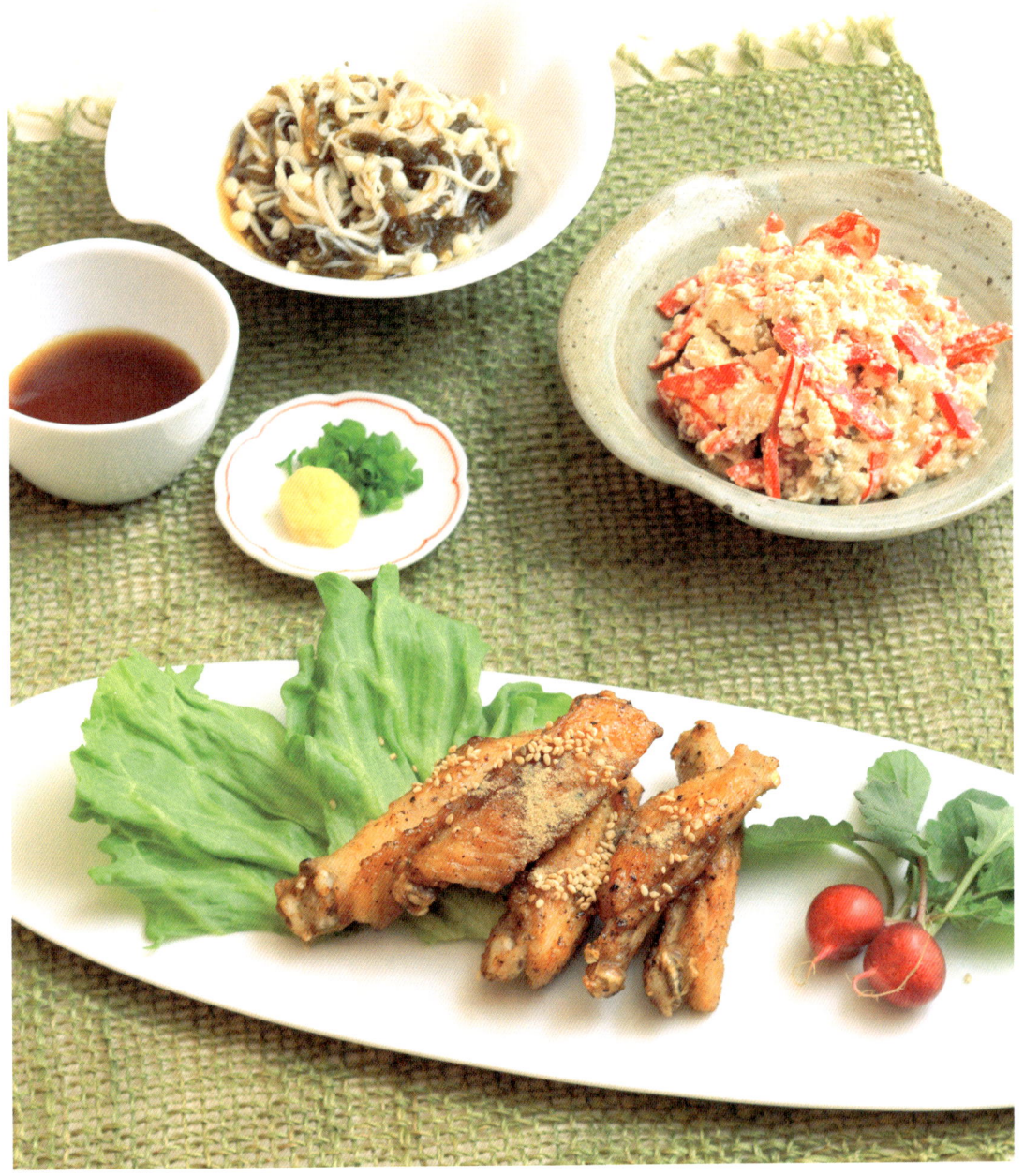

1食の糖質20g以下「糖質オフ」31日晩ごはん

鶏手羽中の甘酢揚げ

糖質 5.6g

材料（1人分）
鶏手羽中‥‥‥‥‥‥‥‥‥‥‥‥‥‥‥‥5本
塩・こしょう‥‥‥‥‥‥‥‥‥‥‥‥‥‥少々
小麦粉‥‥‥‥‥‥‥‥‥‥‥‥‥‥‥大さじ½
A ┌ しょうゆ‥‥‥‥‥‥‥‥‥‥‥‥‥小さじ1
　├ 酢‥‥‥‥‥‥‥‥‥‥‥‥‥‥‥‥小さじ1
　└「ラカントS（液状）」‥‥‥‥‥‥‥‥‥小さじ1
B ┌ 炒りごま（白）・白こしょう‥‥‥‥‥‥‥適量
レタス・ラディッシュ‥‥‥‥‥‥‥‥‥‥適量
揚げ油‥‥‥‥‥‥‥‥‥‥‥‥‥‥‥‥適量

作り方
❶ 鶏手羽中はさっと洗って水気をふき取り、塩・こしょうをふり、下味をつける。
❷ ビニール袋に①・小麦粉を入れ、空気を入れながらビニール袋の口をとめてふり、小麦粉を全体にまぶす。
❸ 揚げ油を180℃に温めて②を揚げ、最後に強火にして油の温度を上げ、表面をからりと揚げて取り出す。
❹ フライパンにA・③を入れ、弱火でからめ、器に盛り、Bをふり、レタス・ラディッシュを添える。

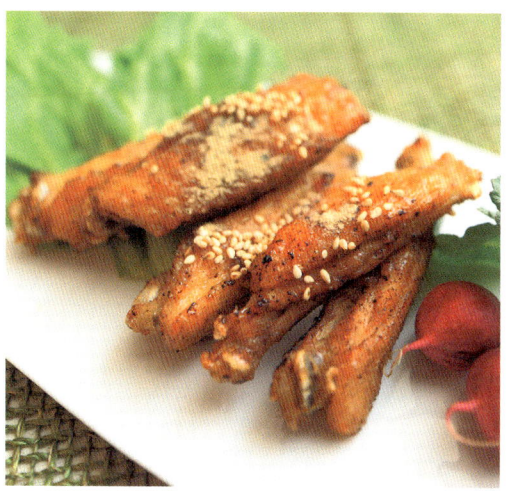

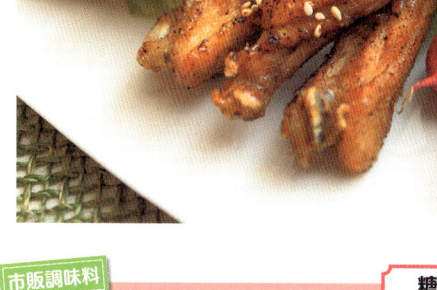

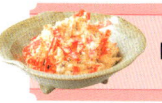

もずくとえのきのソーメン風

市販調味料

糖質 5.7g

材料（1人分）
もずく‥‥‥‥‥‥‥‥‥‥‥‥‥‥‥‥100g
えのき茸‥‥‥‥‥‥‥‥‥‥‥‥‥‥‥50g
A ┌「うまみ醤油」‥‥‥‥‥‥‥‥‥‥‥大さじ2
　└ 水‥‥‥‥‥‥‥‥‥‥‥‥‥‥‥‥大さじ2
B ┌ おろししょうが・万能ねぎ（小口切り）‥‥適量

作り方
❶ えのき茸は根元を切り落としてほぐし、熱湯でさっとゆでて水気を切り、もずくと混ぜ合わせ、器に盛る。
❷ 別の器に、混ぜ合わせたAのたれとBの薬味を入れ、①をつけながら頂く。

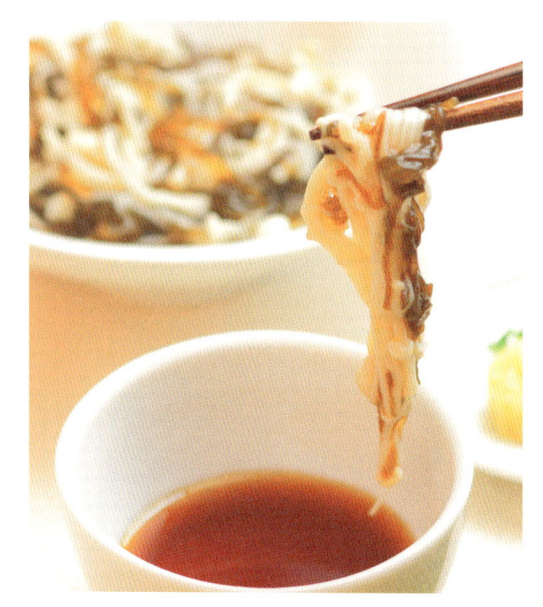

中華風白和え

糖質 3.1g

材料（1人分）
木綿豆腐‥‥‥‥‥‥‥‥‥‥‥‥‥½丁（150g）
赤パプリカ‥‥‥‥‥‥‥‥‥‥‥‥‥‥½個
A ┌ ザーサイ（みじん切り）‥‥‥‥大さじ½（10g）
　├ ごま油‥‥‥‥‥‥‥‥‥‥‥‥‥小さじ½
　├ しょうが（みじん切り）‥‥‥‥‥‥‥小さじ½
　└ 薄口しょうゆ‥‥‥‥‥‥‥‥‥‥‥‥少々

作り方
❶ 赤パプリカは3cm程度の斜め薄切りにする。
❷ ボウルにしっかり水切りした木綿豆腐を入れ、ゴムベラなどでなめらかなペースト状にし、A・①を加えて全体を和え、器に盛る。

8日目 豚のしょうが焼きと白いごはん風定食

甘辛い豚肉の味わいと、豆腐ごはんのやさしい味わいがベストマッチ

Total 糖質 17.1g

定食メニュー
- 豚のしょうが焼き
- 白いごはん風
- 筍とほたて貝のグリル　のりドレッシング

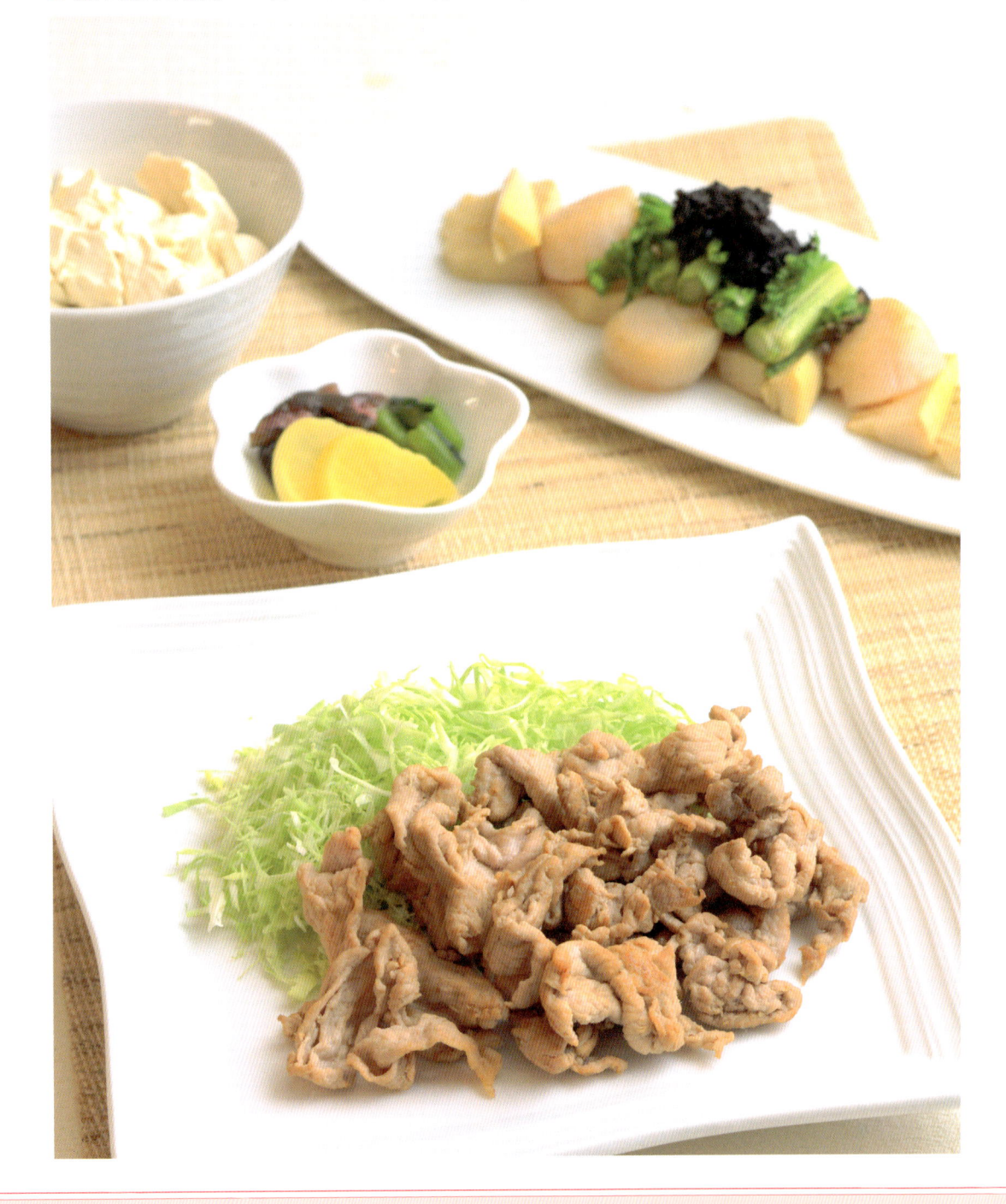

調理ポイント

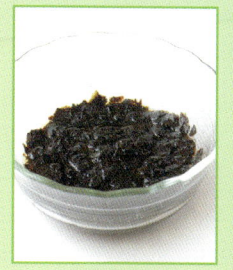

のりドレッシングは、湿気ってしまった焼きのりを利用して、作り置きしておくのもおすすめです。作り置きする場合、オリーブ油は加えず作っておき、使う度にオリーブ油を適宜、足して下さい。油の酸化を防げます。

筍とほたて貝のグリル のりドレッシング

糖質 8.4g

材料（1人分）
- たけのこ（水煮）……………………80g
- ホタテ貝柱（刺身用）…………………3個
- 菜の花……………………………2本
- 焼きのり…………………………1枚
- A ┌ 酢……………………………大さじ½
  │ 「うまみ醤油」………………大さじ½
  └ 水……………………………大さじ2
- オリーブ油……………………大さじ½
- 薄口しょうゆ……………………少々

作り方
1. 耐熱容器に細かくちぎった焼きのり・Aを入れて混ぜ合わせ、500Wの電子レンジで20～30秒加熱して粗熱をとる。
2. ①にオリーブ油を混ぜ、ドレッシングを作る。
3. たけのこ・ホタテ貝柱は食べやすい大きさに切り、菜の花は5cm長さに切ってゆで、それぞれ薄口しょうゆをまぶし、魚焼きグリルで表面をさっと焼き、器に盛り、②を添える。

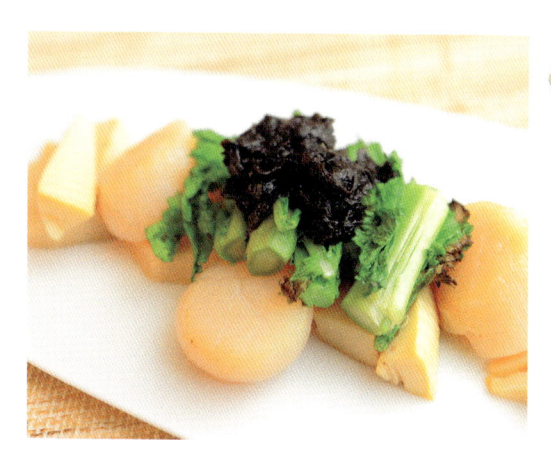

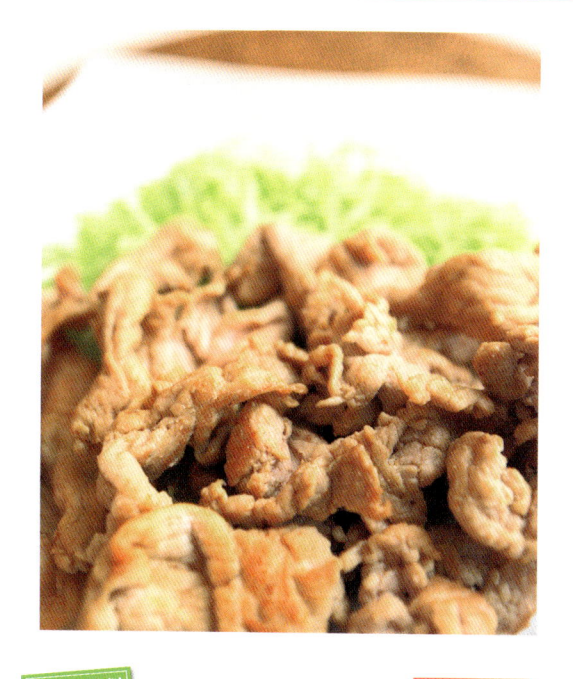

豚のしょうが焼き

市販調味料

糖質 4.4g

材料（1人分）
- 豚もも肉（切り落とし）………………150g
- A ┌「うまみ醤油」…………………大さじ1
  └ おろししょうが…………………小さじ1
- 塩・こしょう……………………少々
- キャベツ………………………50g
- オリーブ油……………………小さじ1

作り方
1. フライパンを熱してオリーブ油を敷き、豚もも肉を入れて火が通るまで炒めたら、Aを加えて強火で一気に炒め合わせ、塩・こしょうで味を調える。
2. 器に①を盛り、せん切りにしたキャベツを添える。

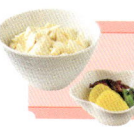

白いごはん風

糖質 4.3g

材料（1人分）
- 木綿豆腐………………………1丁（300g）
- 漬物（たくあん・しば漬け・野沢菜）………適量

作り方
1. 耐熱容器にしっかり水切りした木綿豆腐を入れて500wの電子レンジで2分程加熱し、水気を切り、しゃもじで軽くほぐしながら器に盛り、漬物を添える。

9日目

淡白な豆腐と旬魚のにぎりは、見た目にも食べてもごちそうです

豆腐のにぎり寿司風と
とろろ昆布の梅風味すまし定食

Total 糖質 **8.7g**

定食メニュー
- 豆腐のにぎり寿司風
- たっぷりクレソンと鶏ささみのすりごま和え
- とろろ昆布の梅風味すまし汁
- かぶの甘酢漬け

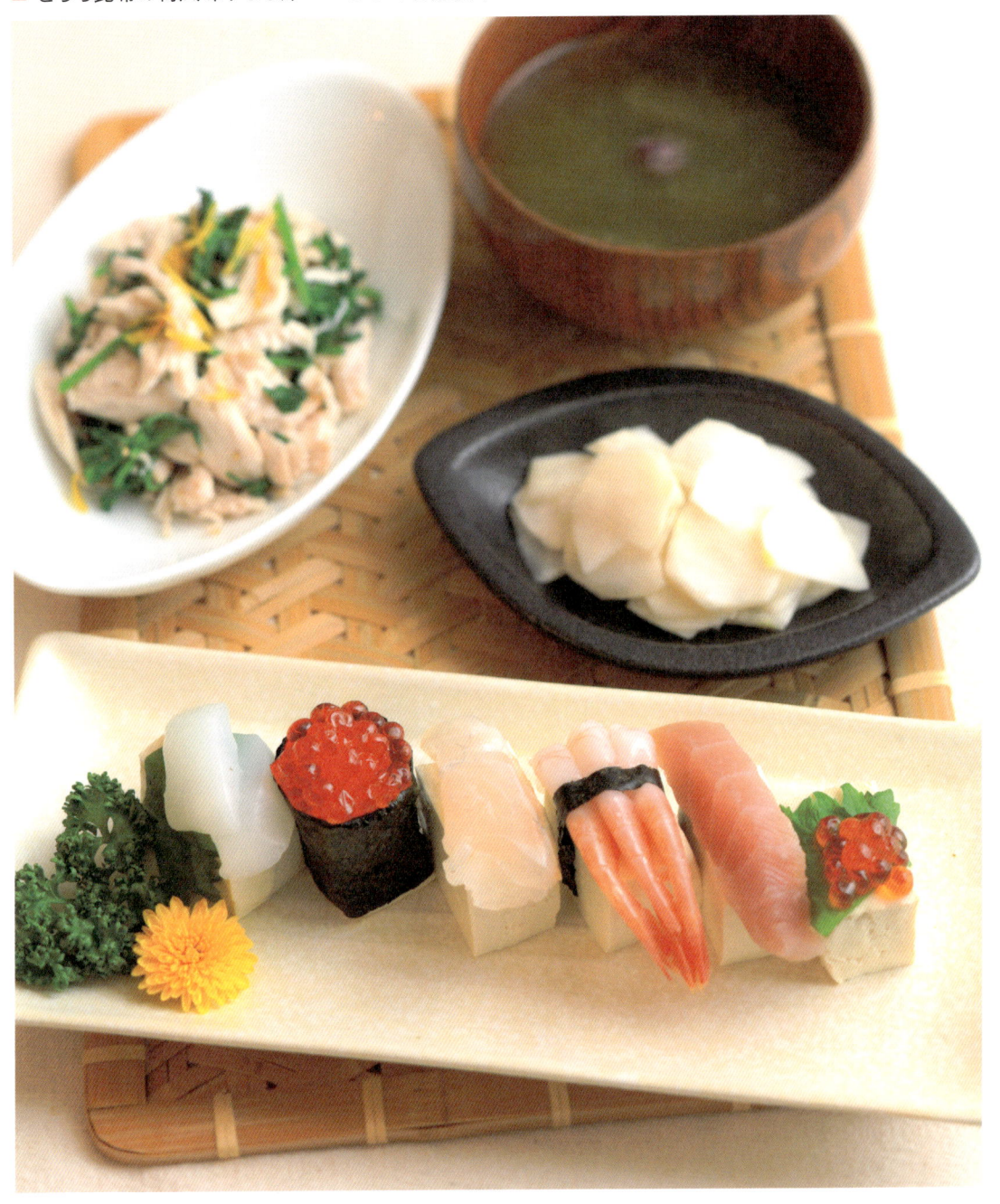

1食の糖質20g以下「糖質オフ」31日晩ごはん

アレンジポイント

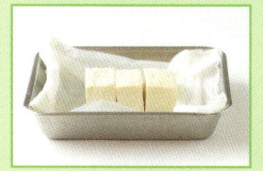

シャリ用の豆腐を切る際にあまった豆腐は、水切りして、白和えに使用できます。

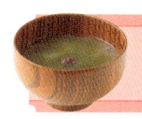

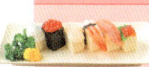

豆腐のにぎり寿司風　糖質 3.0g

材料（1人分）
- 木綿豆腐……………………………………½丁（150g）
- 刺身（マグロ赤身・イカ・タイ・甘えび＆焼きのり・イクラ＆焼きのり・イクラ＆青じそなど好みのもの）……………適量
- わさび・しょうゆ………………………………………適量

作り方
1. しっかり水切りした木綿豆腐はしゃりの大きさをイメージし、ひと口大に切る。
2. ①を耐熱容器に並べてラップをかけ、500Wの電子レンジで1～2分加熱し、キッチンペーパーなどで表面の水分をふき取り、わさびをつけ、その上に刺身をのせ、器に盛る。
3. 別の器にしょうゆを注いで添える。

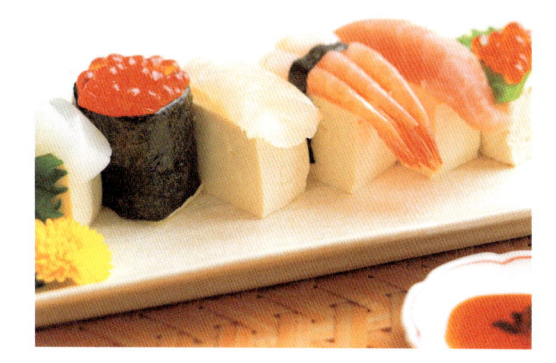

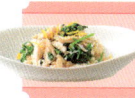

とろろ昆布の梅風味すまし汁　糖質 3.0g

材料（1人分）
- A ┌ 梅肉……………………大さじ1弱（梅干し1個分）
-   └ とろろ昆布……………………………………ひとつまみ
- 白だし……………………………………………………少々
- 熱湯…………………………………………………200cc

作り方
1. 器にAを入れ、熱湯を注ぎ、梅肉の塩気を確かめながら、白だしで味を調える。

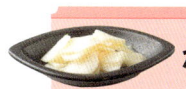

かぶの甘酢漬け　糖質 1.4g

材料（1人分）
- かぶ………………………………………………½個
- A ┌ 白だし……………………………………小さじ1
-   │ 酢…………………………………………小さじ1
-   └ 「ラカントS（液状）」………………………小さじ1

作り方
1. かぶは薄切りにする。
2. ①・Aを混ぜ合わせて5分程おき、水気をしぼり、器に盛る。

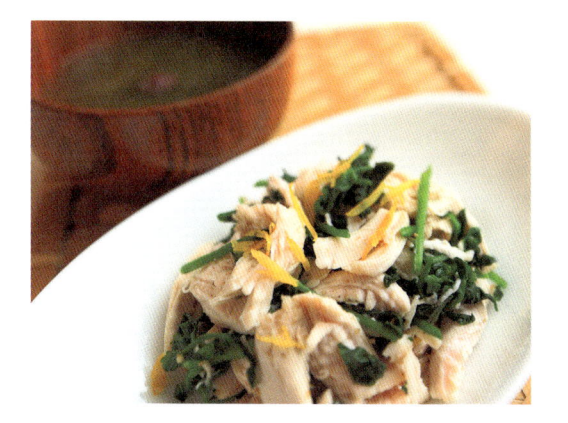

たっぷりクレソンと鶏ささみのすりごま和え　糖質 1.3g

材料（1人分）
- クレソン………………………………………1束（100g）
- 鶏ささみ……………………………………………2本
- A ┌ すりごま（白）………………………………大さじ1
-   │ 白だし……………………………………小さじ1
-   └ 「ラカントS（液状）」………………………小さじ½
- 柚子皮……………………………………………………少々

作り方
1. クレソンは食べやすい長さに切り熱湯でさっとゆで、水気をしっかり切る。
2. 鶏ささみは熱湯でゆで、食べやすい大きさにさき、水気を切る。
3. ボウルに①・②・Aを入れて全体を混ぜ合わせ、器に盛り、せん切りにした柚子皮を散らす。

10日目 スクランブルエッグのタイカレー定食

ココナッツミルクが主成分のタイカレーなら、低糖質でエスニック味を堪能

Total 糖質 16.1g

定食メニュー
- スクランブルエッグのタイカレー
- 豆腐麺のビーフン風
- ベビーリーフの桜えびサラダ

酒
- ハイボール（グラス1杯／ウイスキー1：炭酸3〜4＋氷）　糖質 0.0g

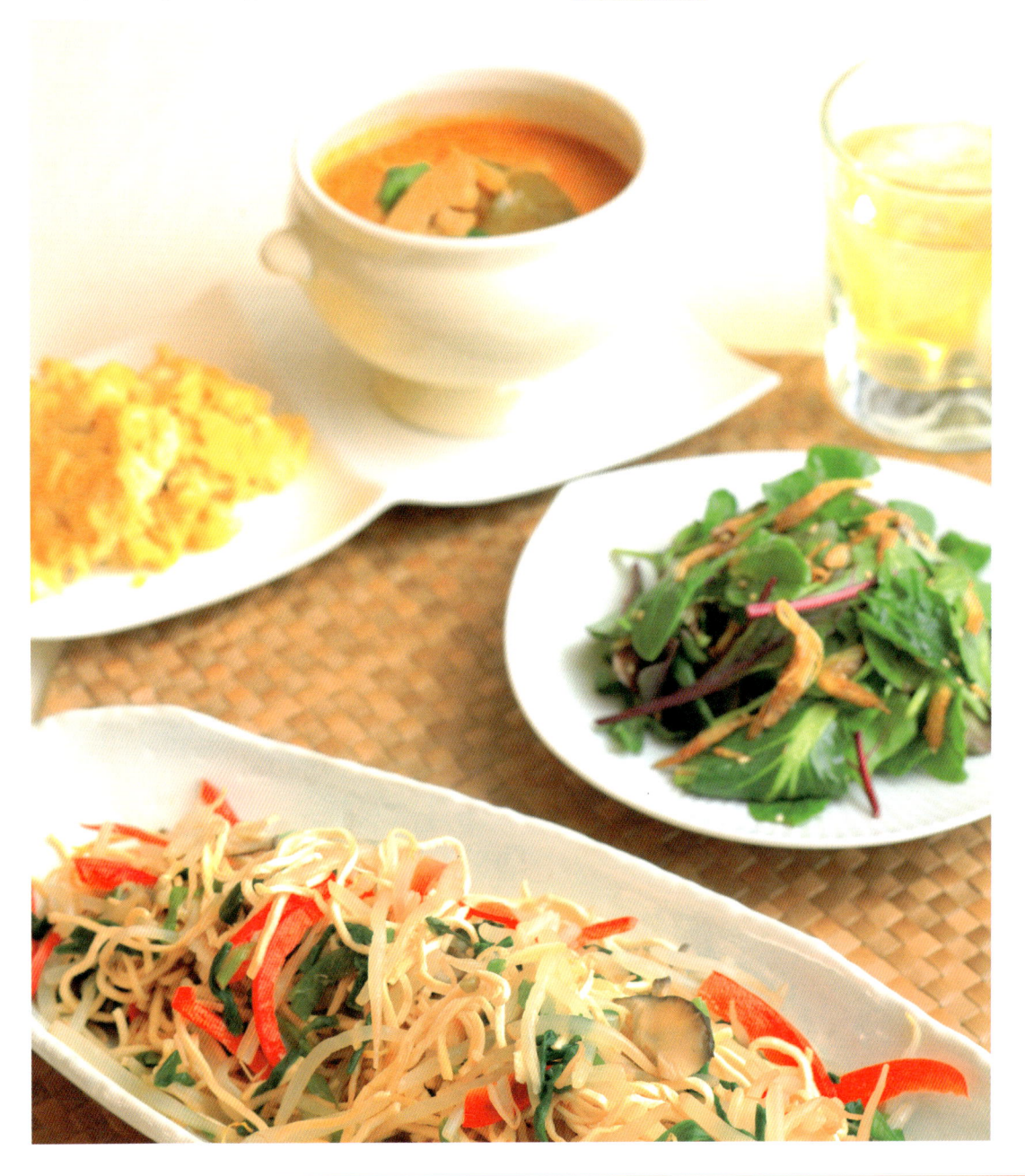

糖質オフポイント

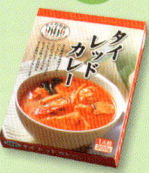

「タイの台所 タイレッドカレー」1パック（200g）の炭水化物量は7.0g。本格的なタイカレーの味わいをレトルトパウチでいつでも手軽に味わえます。半量使い等、量を減らせば、より安心。ごはんのかわりに、スクランブルエッグと一緒に食べるのがおすすめ。

● アイランドコーポレーション「タイの台所 タイレッドカレー」
お取り寄せ先はP.20参照

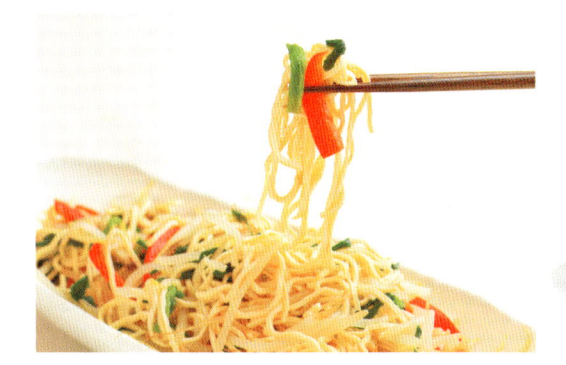

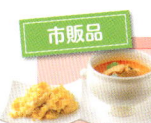

スクランブルエッグのタイカレー　糖質 7.5g

【市販品】

材料（1人分）
「タイの台所 タイレッドカレー」……1パック
A ┌ 卵………………………………………2個
　└ 塩・こしょう…………………………少々
オリーブ油………………………………小さじ1
香菜…………………………………………適量

作り方
❶ ボウルにAを入れてよく混ぜ合わせ、熱したフライパンにオリーブ油を敷いて流し入れ、好みの固さのスクランブルエッグを作る。
❷ 器に①を盛り、温めた「タイの台所 タイレッドカレー」を別の器に盛り、香菜を飾る。

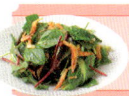

豆腐麺のビーフン風　糖質 7.1g

【市販品】

材料（1人分）
「豆腐かんす」……………………………80g
赤パプリカ………………………………¼個
にら………………………………………½束
干ししいたけ（水戻し）…………………1枚
もやし……………………………………1袋
A ┌ 中華だしの素（粉末）………………小さじ½
　├ 薄口しょうゆ…………………………小さじ1
　└ 干ししいたけの戻し汁………………小さじ1
塩・こしょう……………………………少々
オリーブ油………………………………大さじ½

作り方
❶「豆腐かんす」はさっと水洗いして水気をしっかり切り、赤パプリカは細切りにする。
❷ にらは3cm程度の食べやすい長さに切り、干ししいたけは細切りにする。
❸ フライパンを熱してオリーブ油を敷き、①・もやしを入れてさっと炒め、混ぜ合わせておいたAをまわしかけてさらに炒め、最後に②を加えて全体を合わせ、塩・こしょうで味を調え、器に盛る。

ベビーリーフの桜えびサラダ　糖質 1.5g

材料（1人分）
ベビーリーフ……………………………½パック
干し桜えび………………………………大さじ1
A ┌ オリーブ油……………………………小さじ1
　├ 酢………………………………………小さじ1
　├ ハーブソルト…………………………小さじ⅓
　└ 炒りごま（白）………………………小さじ1

作り方
❶ 干し桜えびはフライパンで乾煎りする。
❷ ベビーリーフは水洗いして水に浸し、葉をしゃきっとさせたら水気をしっかりと切り、①・Aと和えて器に盛る。

糖質オフポイント

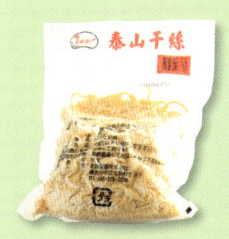

「豆腐かんす」は、淡泊な味わいと、つるつるっとした食感が、麺の代わりに。汁麺風に、パスタ風に、焼きそば風になど、アレンジが楽しめます。

● 楽天「豆腐かんす」
お取り寄せ先はP.20参照

11日目 サバのハーブマリネ焼きとしらたきペペロンチーノ定食

メインディッシュに、濃厚スープと、パスタを合わせて満腹ディナー

Total 糖質 15.1g

定食メニュー
- サバのハーブマリネ焼き
- しらたきとあさりのペペロンチーノ
- 豆乳とパセリのポタージュ

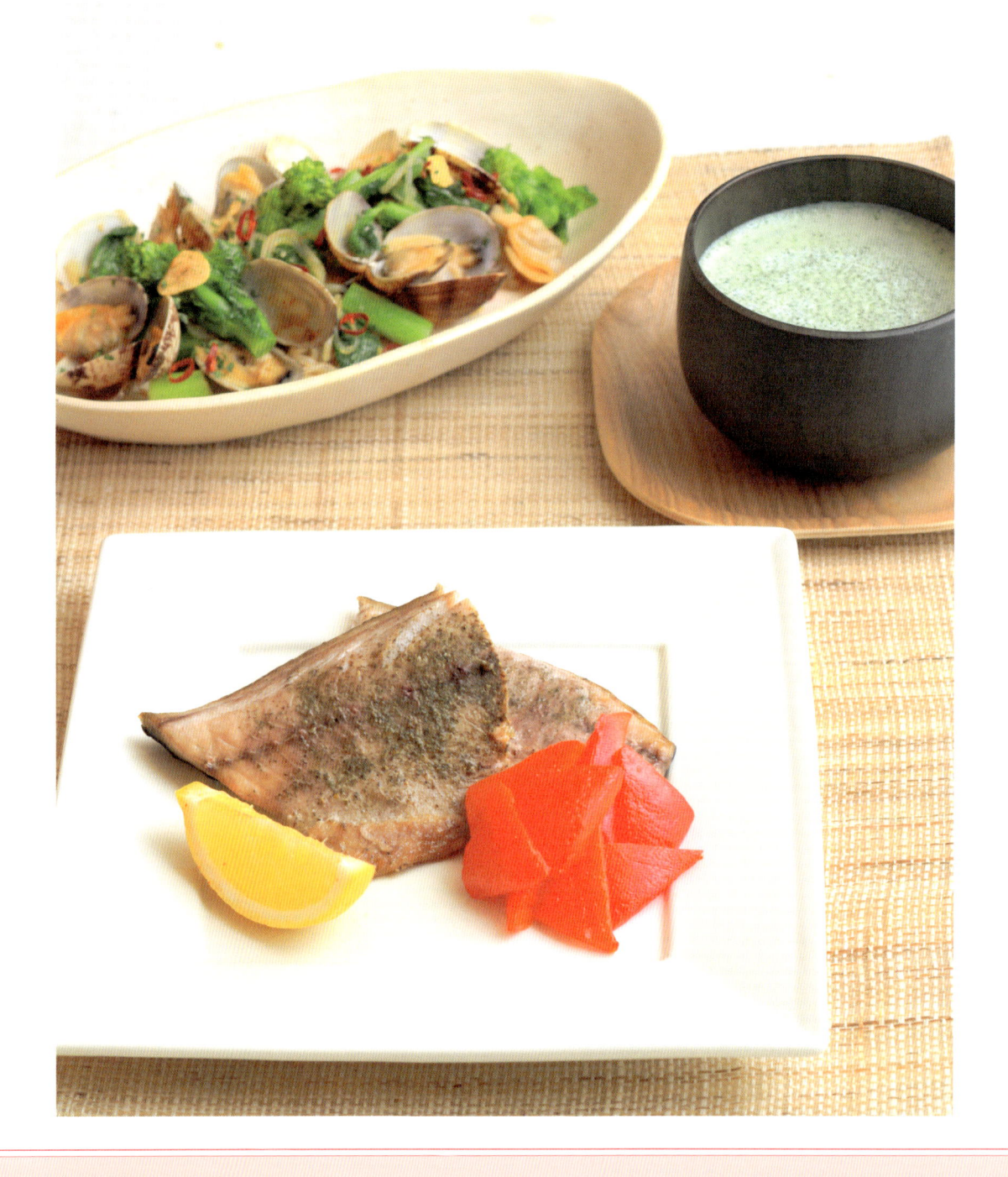

1食の糖質20g以下「糖質オフ」31日晩ごはん

時短ポイント

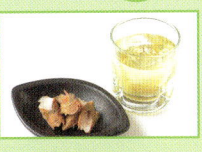

切り身魚を買ってきたらすぐに漬け込んでおけば、次の日のお弁当・夕食・おつまみなど、幅広く楽しめます。

アレンジ

サバ以外の、アジやイワシなどの青魚はもちろん、白身魚・生鮭・スルメイカ・ホタテなどあらゆる魚介をはじめ、鶏肉・豚肉など何にでもあいます。

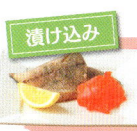

漬け込み
サバのハーブマリネ焼き
糖質 3.2g

材料（1人分）
- サバ（生）……………………………………半身
- A ┌ ハーブソルト……………………………小さじ1
-   └ オリーブ油………………………………小さじ1
- 赤パプリカ……………………………………½個
- 塩・こしょう…………………………………少々
- レモン（くし切り）…………………………⅛個

作り方
❶ サバは半分に切り、表面にAをまぶし、ラップで包みバッドに置き、冷蔵庫で半日〜1日、漬け込む。
❷ 魚焼きグリルを強火〜中火にして①を10分程、両面こんがり焼いて火を通す。
❸ 赤パプリカは半分に切って種を取り、魚焼きグリルの空いたスペースで皮が焦げるまで焼き、焦げた皮をむいて食べやすい大きさに切って、塩・こしょうで味を調え、サバと一緒に器に盛り、レモンを添える。

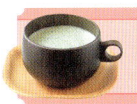

市販品
しらたきとあさりのペペロンチーノ
糖質 3.2g

材料（1人分）
- アサリ（殻付き）……………………………150g
- しらたき………………………………………100g
- 菜の花…………………………………………3本
- 「まぜるだけのスパゲッティソース ペペロンチーノ」………………………………1食分

作り方
❶ アサリは砂抜きし、殻をこすりながら洗い、水気を切る。しらたきは熱湯でゆでて臭みをとり、水気を切って食べやすい長さに切る。
❷ フライパンに、しらたきを入れて乾煎りし、チリチリという音が聞こえてくるまで水気をとばしたら、一端取り出す。
❸ 同じフライパンにアサリと水少々（分量外）を入れて蓋をし、弱火にかけ、アサリの口が開いたら、3cm長さに切った菜の花・②・「まぜるだけのスパゲッティソース ペペロンチーノ」を加え、強火で水分を飛ばす様に炒めて全体を混ぜ合わせ、器に盛る。

豆乳とパセリのポタージュ
糖質 8.7g

材料（1人分）
- 豆乳（無調整）………………………………200cc
- パセリ（葉）…………………………………1本分
- A ┌ コンソメ（顆粒）………………………小さじ1
-   └ 生クリーム………………………………大さじ1
- 塩・こしょう…………………………………少々

作り方
❶ ミキサーに豆乳（50cc）とパセリを入れてまわし、パセリが細かくなったら残りの豆乳を加え、さらにミキサーをまわす。
❷ ①を鍋に移して、Aを加えて火にかけ、塩・こしょうで味を調え、器に盛り、好みで生クリーム少々（分量外）をまわしかける。

OFF 糖質オフポイント

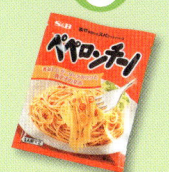

市販のパスタソースも糖質量をチェックすると意外に少ないものも多々。しらたきパスタの味わいを、あれこれ楽しめます。お弁当にもおすすめ。

● S&B 「まぜるだけのスパゲッティソース ペペロンチーノ」
炭水化物1.9g（1食あたり）
http://www.sbfoods.co.jp/

12日目

ジューシーなスペアリブの味わいと、しらたき焼きそばのさっぱり味が絶妙

豚のスペアリブ香味焼きと
しらたきの海鮮塩焼きそば風定食

Total 糖質 18.4g

定食メニュー
- 豚のスペアリブ香味焼き
- しらたきの海鮮塩焼きそば風
- たっぷりきのこのコンソメスープ

酒
- 糖質ゼロビール（350mℓ缶1本）　糖質0.0g

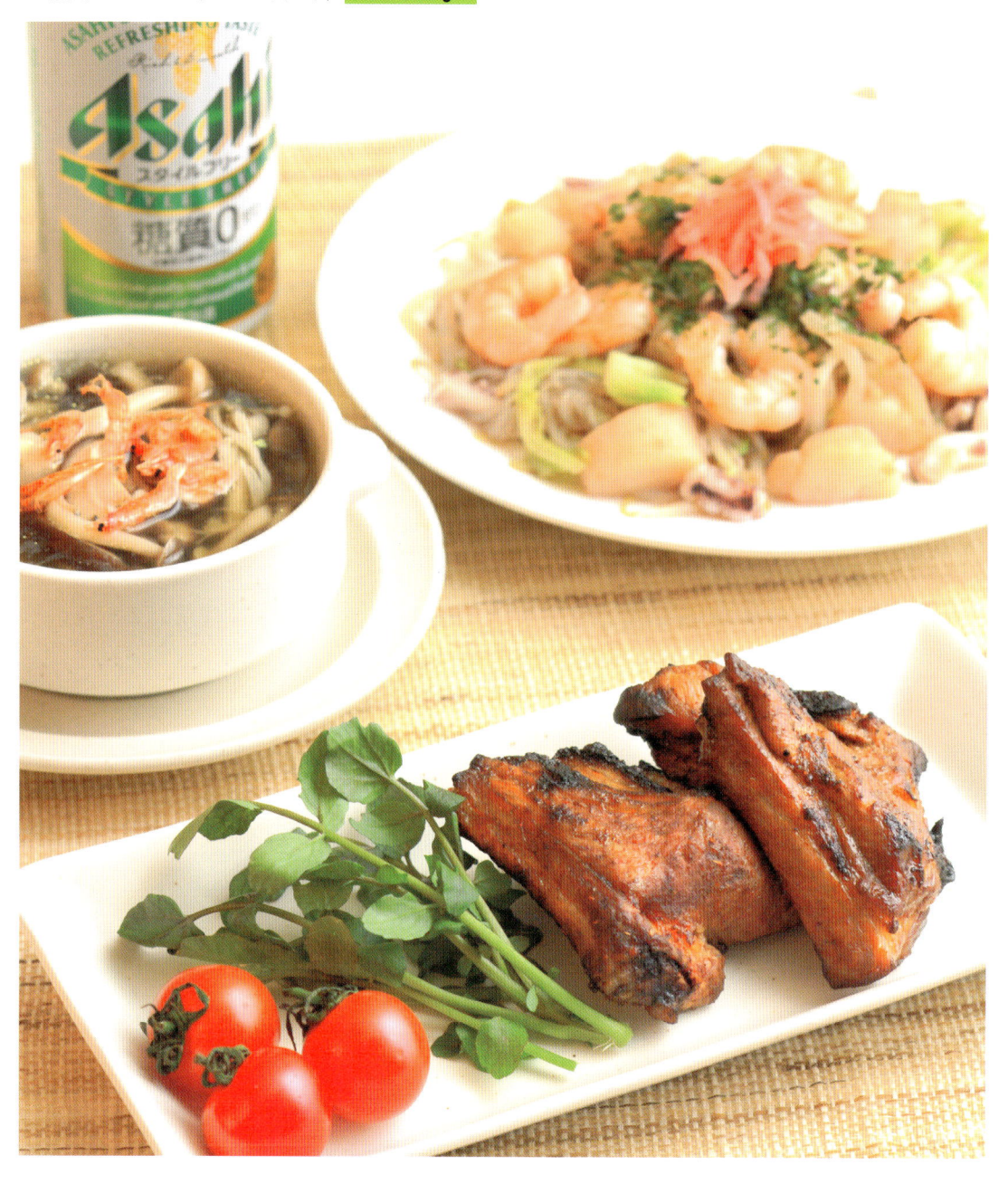

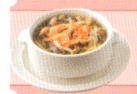

たっぷりきのこのコンソメスープ

糖質 4.0g

材料（1人分）
- きのこ類（しめじ・えのき・しいたけなど）……100g
- 干し桜えび……小さじ1
- オリーブ油……小さじ½
- A［水……250cc
-    コンソメ（顆粒）……小さじ1］
- 塩・こしょう……少々

作り方
1. きのこ類は食べやすい大きさに切る。
2. 干し桜えびはフライパンで乾煎りする。
3. 鍋にオリーブ油を敷き①を入れ軽く炒め、Aを加えて沸騰したら5分程煮込み、塩・こしょうで味を調えて器に盛り、②を散らす。

豚のスペアリブ香味焼き

漬け込み

糖質 6.8g

材料（1人分）
- 豚骨付きスペアリブ……小3～5本（150g）
- A［中濃ソース……小さじ2
-    「にんにく醤油」……小さじ½
-    チリパウダー……小さじ½］
- クレソン……適量
- ミニトマト……3個

作り方
1. 豚骨付きスペアリブは余分な脂は切り落とし、ビニール袋に入れ、Aを加えて全体をなじませ、冷蔵庫で半日ほど置く。
2. Aを魚焼きグリルで脂を落としながらこんがりと焼き、器に盛り、クレソン・ミニトマトを添える。

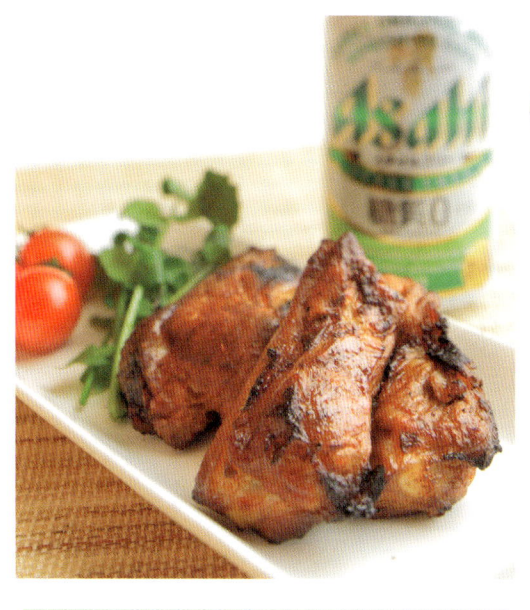

しらたきの海鮮塩焼きそば風

糖質 7.6g

材料（1人分）
- しらたき……100g
- キャベツ……50g
- イカゲソ……1杯分
- むきえび……50g
- ホタテ貝柱……5個
- もやし……½袋
- A［白しょうゆ……小さじ½
-    中華だしの素（粉末）……小さじ½］
- 塩・こしょう……少々
- オリーブ油……小さじ1
- 紅しょうが・青のり……適量

作り方
1. しらたきは熱湯でゆでて臭みをとり、水気を切って食べやすい長さに切り、キャベツはざく切りにする。
2. イカゲソは3cm長さに切り、ホタテ貝柱は半分に切り、むきえびとともに塩・こしょうで下味をつける。
3. フライパンに、しらたきを入れて乾煎りし、チリチリという音が聞こえてくるまで水気をとばしたら端によせ、空いたスペースにオリーブ油を入れて②・キャベツ・もやしを加え、全体を混ぜ合わせながら炒め、Aをまわしかけ、強火で一気に炒め、塩・こしょうで味を調える。
4. 器に③を盛り、紅しょうが・青のりを飾る。

OFF 糖質オフポイント

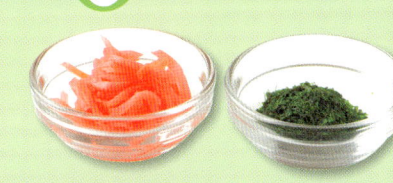

しらたき焼きそばに不可欠なアイテムが、紅しょうがと青のり。この2点の味わいがあるだけで、焼きそば感がぐっと増します。スタンダードに豚肉＆ソース味も美味。

13日目

市販の本格中華調味料で、低糖質で、プロの味わいを簡単に再現！

魚介のピリ辛炒めとなめことザーサイの卵とじスープ定食

Total 糖質 10.9g

定食メニュー
- 魚介のピリ辛炒め
- なめことザーサイの卵とじスープ
- 春菊と焼き豆腐の塩昆布のサラダ

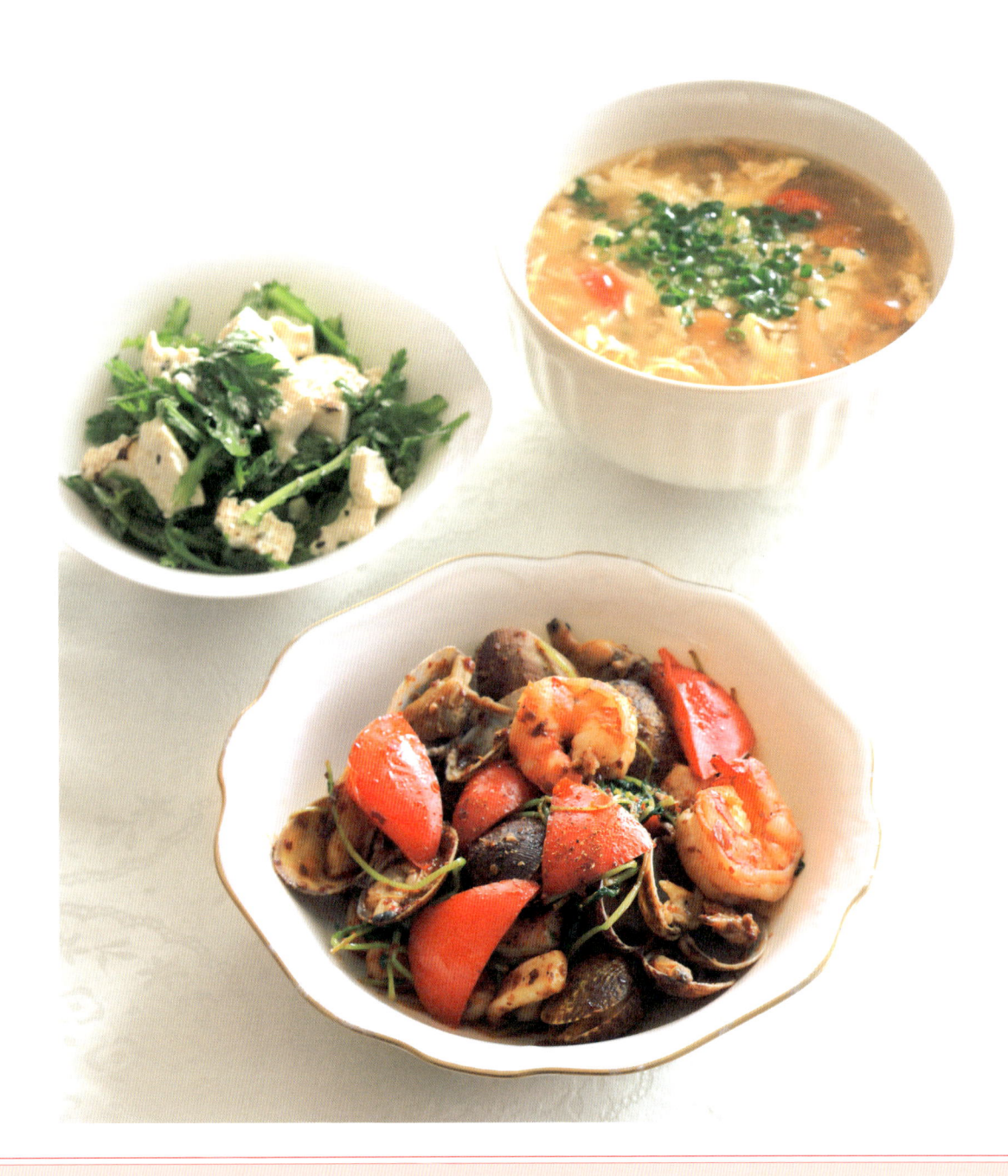

46

糖質オフポイント

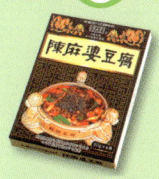

市販の麻婆豆腐の素の中でも、「陳麻婆豆腐」は糖質が低く、本格的な辛みを堪能できる市販品。麻婆豆腐だけでなく、魚介や肉の炒めなど、ピリ辛本格中華の調味料として使用できるので、おすすめです。

● 株式会社ヤマムロ 「陳麻婆豆腐」
お取り寄せ先はP.20参照

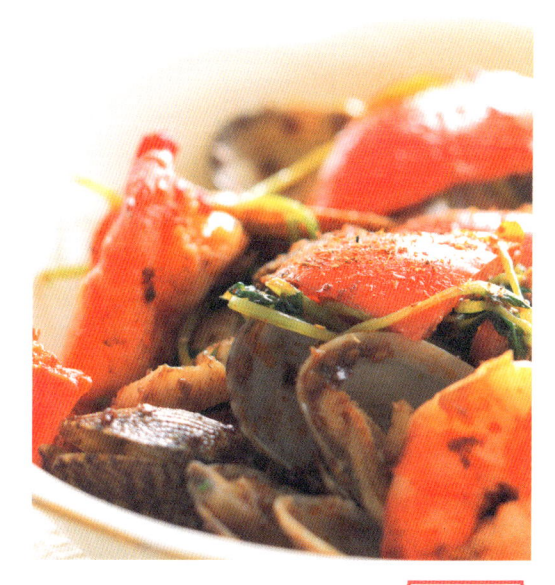

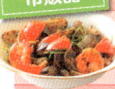

市販品 魚介のピリ辛炒め 糖質 2.8g

材料(1人分)
- スルメイカ……………………………………½杯
- えび………………………………………………3尾
- アサリ(殻付き)…………………………100g
- 赤パプリカ……………………………………¼個
- 豆苗……………………………………………½パック
- 「陳麻婆豆腐」…………………………大さじ1
- 「陳麻婆豆腐」付属の粉山椒……………少々

作り方
① スルメイカは、わたをとり、キッチンペーパーで皮をむいて、胴体・エンペラ・ゲソなど好みの部位を食べやすい大きさに切る。えびは殻をむいて背わたをとり、水で洗い水気を切る。赤パプリカは乱切りにする。
② アサリは砂抜きし、殻をこすりながら洗い、水気を切る。
③ 豆苗は塩(分量外)を加えた熱湯でさっとゆで、水気をしっかり切る。
④ フライパンに②と水(分量外)少々を加え、蓋をして火にかけ、アサリの口が開いたら、①・「陳麻婆豆腐」を入れ、強火で全体を混ぜ合わせながら炒め、③を加えてさっと炒める。
⑤ 器に④を盛り、付属の粉山椒をふる。

春菊と焼き豆腐の塩昆布のサラダ 糖質 2.1g

材料(1人分)
- 春菊(葉)………………………………………4本分
- 焼き豆腐…………………………………………50g
- 塩昆布………………………………………小さじ1
- A ┌ ごま油……………………………………小さじ1
-   │ 酢…………………………………………小さじ1
-   └ ごま塩…………………………………小さじ½

作り方
① 春菊は水にさらしてぱりっとさせ、水気を切る。焼き豆腐は食べやすいひと口大にちぎり、表面の水気をキッチンペーパーなどでしっかり切る。
② ボウルに①・Aを入れて混ぜ合わせ、1〜2分程置いて塩昆布をなじませ、器に盛る。

なめことザーサイの卵とじスープ 糖質 6.0g

材料(1人分)
- なめこ……………………………………………小1袋
- ミニトマト………………………………………3個
- 卵…………………………………………………1個
- A ┌ ザーサイ(細切り)……………………大さじ1(20g)
-   │ 中華だしの素(粉末)………………小さじ½
-   └ 水………………………………………300cc
- 塩・こしょう……………………………………少々
- B ┌ 万能ねぎ(小口切り)……………………小さじ1
-   └ しょうが(みじん切り)……………………少々

作り方
① 鍋にAを入れて火にかけ、沸騰したら、なめこ・半分に切ったトマトを入れる。
② 再び沸騰したら溶き卵をまわし入れ、塩・こしょうで味を調えて火を止め、Bを加え、器に盛る。

14日目

NG食材パン粉のつなぎを入れないことで、肉のうまみと食感が堪能できる

ハンバーグステーキ おろしソースとしらたきのたらこパスタ風定食

Total 糖質 15.2g

定食メニュー
- ハンバーグステーキ　おろしソース
- しらたきのたらこパスタ風
- キャベツと大豆のゆかり和え
- おからのガトーショコラ（1人分は⅛カット）

酒
- 焼酎お湯割り（グラス1杯200cc／焼酎1：お湯3〜4）　糖質0.0g

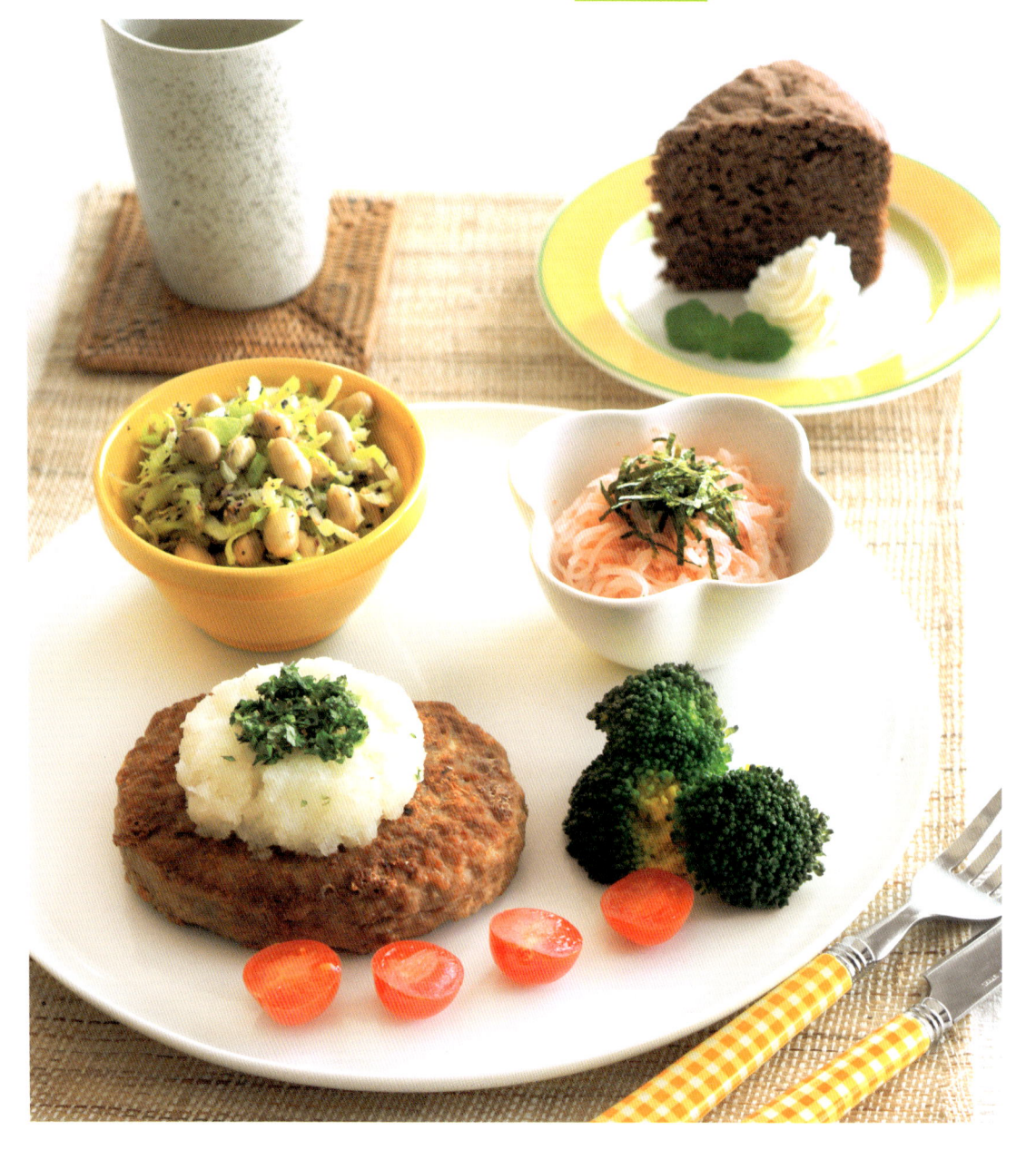

48

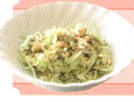

1食の糖質20g以下「糖質オフ」31日晩ごはん

キャベツと大豆のゆかり和え

糖質 3.9g

材料（1人分）
- キャベツ……50g
- 大豆（水煮）……30g
- A ゆかり・炒りごま（白）・オリーブ油……各小さじ1

作り方
1. キャベツはせん切りにする。
2. ボウルに①・大豆・Aを入れて混ぜ合わせ、ゆかりがしんなりなじんだら器に盛る。

調理ポイント
しそのふりかけ「ゆかり」は、野菜の味付けに最適。塩味、酸味、旨味を手軽につけられおすすめです。たたききゅうり・セロリのせん切り・かぶのスライスなど、季節の野菜で楽しめます。

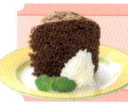

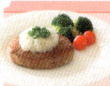

ハンバーグステーキおろしソース

糖質 7.1g

材料（1人分）
- A 合びき肉……150g
- A 卵……1/2個
- A 塩・こしょう……少々
- たまねぎ……10g
- 大根……100g
- B「とば屋のポン酢」……大さじ1
- B 青じそ（粗いみじん切り）……2枚
- オリーブ油……少々
- ブロッコリー……3房
- ミニトマト……2個

作り方
1. ボウルにA・みじん切りにしたたまねぎを入れ、粘りがでるまでしっかり混ぜ合わせて成形する。
2. フライパンを熱してオリーブ油を敷き、①を両面、こんがり焼いて器に盛る。
3. 大根はすりおろして、水分が少し残る程度までしぼり、Bと混ぜ合わせてソースを作り②にかけ、塩ゆでしたブロッコリー・ミニトマトを添える。

調理ポイント
つなぎを入れないお肉の食感を楽しむハンバーグ。おろしソースの程よい水分とおいしくなじみます。ハンバーグは、ひき肉が安い時にまとめて作って焼いて粗熱をとったら冷凍保存もOK。小さく丸めておけばお弁当にも便利。

おからのガトーショコラ

糖質 1.6g

※1人分は1/8カット

材料（直径20cm程度の丸形シリコンスチーマー1個分）
- おから（生）……200g
- A 卵……4個
- A「ラカントS（液状）」……大さじ4
- A 純正ココア……大さじ4
- A ベーキングパウダー……小さじ4
- A オリーブ油……小さじ4
- ホイップした生クリーム……適量
- ミント……少々

作り方
1. おからを手でほぐしながらシリコンスチーマーに入れ、Aを加えてゴムベラで全体をよく混ぜ合わせ、生地を容器全体に広げ、底をテーブルなどにたたきつけ、空気を抜いたら付属の蓋をし、500Wの電子レンジで8分加熱する。
2. 容器を逆さにして生地を取り出して8等分に切り、器に盛り、ホイップした生クリームを添え、ミントを飾る。

※生クリームに甘味を足したい時は、「ラカントS（液状）」をまわしかける。

しらたきのたらこパスタ風 【市販品】

糖質 2.6g

材料（1人分）
- しらたき……100g
- 「和えるパスタソース　たらこ」……1食分
- 「和えるパスタソース　たらこ」付属の焼きのり……少々

作り方
1. しらたきは熱湯でゆでて臭みをとり、水気を切って食べやすい長さに切る。
2. フライパンに①を入れて乾煎りし、チリチリという音が聞こえてくるまで水気をとばしたら、「和えるパスタソース　たらこ」を加え、全体を混ぜ合わせて器に盛り、付属の焼きのりを散らす。

15日目

朝にサーモンをマリネして、帰宅後焼くだけ。短時間で豪華な夕食が完成

サーモンのガーリックオイル焼きとシーザーサラダ 半熟卵添え定食

Total 糖質 11.6g

定食メニュー
- サーモンのガーリックオイル焼き
- シーザーサラダ 半熟卵添え
- くずし豆腐とトマトのコンソメスープ
- おいしい糖質制限パン

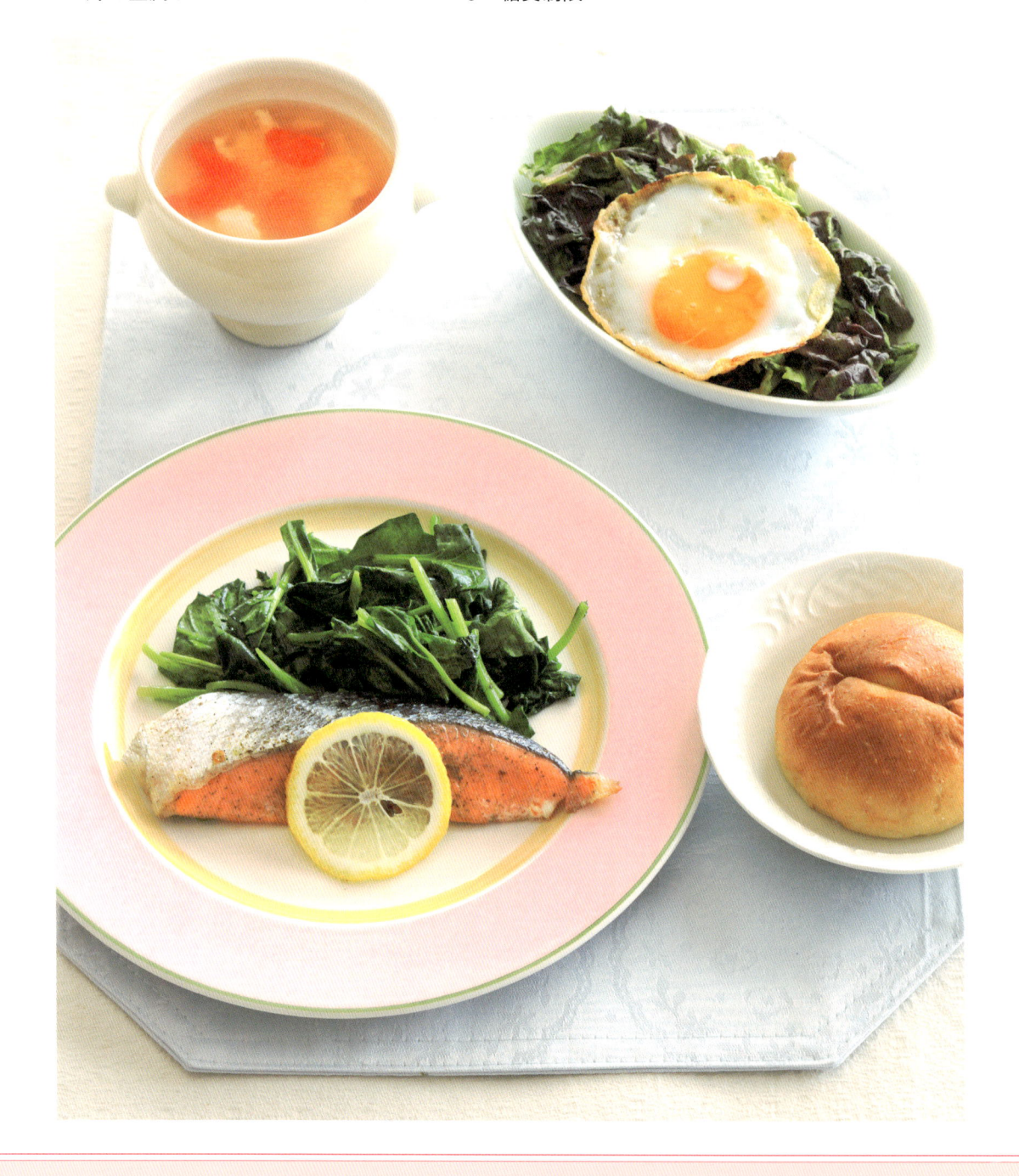

1食の糖質20g以下「糖質オフ」31日晩ごはん

糖質オフポイント

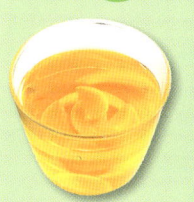

ガーリックオイルは、魚介全般・肉全般などなんにでも合うオイルです。焦げ付かないように、フライパンを熱々に熱すれば、漬け込んだ表面の油で焼くことができます。

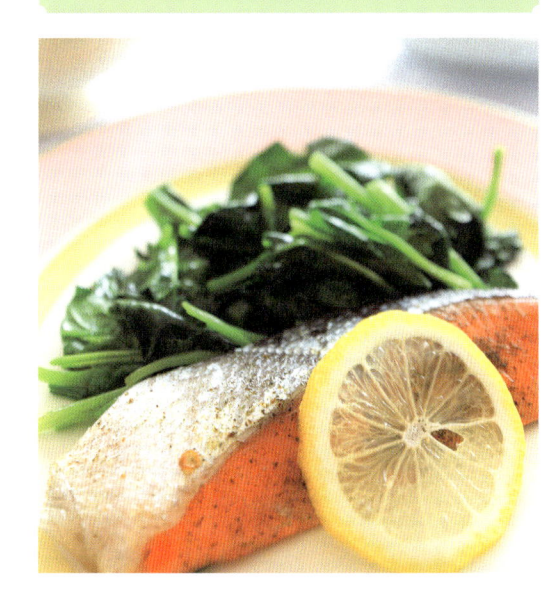

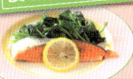

漬け込み・調味だれ
サーモンのガーリックオイル焼き
糖質 2.2g

材料（1人分）
- 生鮭……………………1切れ（200g）
- A ┌「ガーリックオイル」……大さじ1
  └ ハーブソルト……………小さじ1
- ほうれん草………………………100g
- オリーブ油…………………………少々
- 塩・こしょう………………………少々
- レモン（輪切り）……………………1枚

作り方
1. 生鮭の表面にAをまぶしてラップで包み、冷蔵庫で半日～1日、漬け込む。
2. フライパンを熱して、①を焼き、器に盛る。
3. 同じフライパンにオリーブ油を敷き、食べやすい長さに切ったほうれん草を炒め、塩・こしょうで味を調え、②に盛り、レモンを添える。

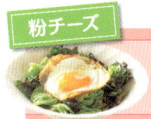

粉チーズ
シーザーサラダ半熟卵添え
糖質 1.9g

材料（1人分）
- サニーレタス……………………80g
- A ┌ パルメザンチーズ………大さじ1
  │「ガーリックオイル」………小さじ1
  │ レモン汁………………大さじ½
  └ 塩・こしょう………………少々
- B ┌ 卵…………………………1個
  └ オリーブ油………………大さじ1

作り方
1. サニーレタスは水にさらして、パリっとさせ、水気をしっかり切り、ひと口大にちぎり、食べる直前にAと和え、器に盛る。
2. フライパンを熱してオリーブ油を敷き、卵を割り入れ、強火のまま、白身がカリカリ、黄身が半熟の目玉焼きをつくり、①にのせる。

くずし豆腐とトマトのコンソメスープ
糖質 5.8g

材料（1人分）
- 絹豆腐……………………⅙丁（50g）
- ミニトマト……………………………3個
- A ┌ コンソメ（顆粒）…………小さじ1
  └ 水………………………300cc
- 塩・こしょう………………………少々

作り方
1. ミニトマトは4等分に切る。
2. 鍋にA・絹豆腐をくずしながら入れて火にかけ、沸騰したら①を加え、1～2分煮込み、塩・こしょうで味を調え、器に盛る。

おいしい糖質制限パン
糖質 1.7g

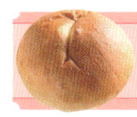

材料（1人分）
- おいしい糖質制限パン………………1個

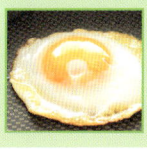

調理ポイント
目玉焼きは、多めのオリーブ油で白身をカリカリに、黄身を半熟に仕上げるのがポイント。白身のカリカリ感がクルトンのような食感を演出。

16日目 豚肉とザーサイの炒めものとエビマヨ定食

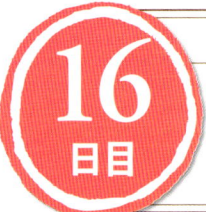

濃厚マヨネーズの味わいも、肉とザーサイの旨味も、糖質オフだから問題なし

Total 糖質 16.8g

定食メニュー
- 豚肉とザーサイの炒めもの
- エビマヨ
- ひじきと大豆のサラダ
- ひとくち果物のシャーベット

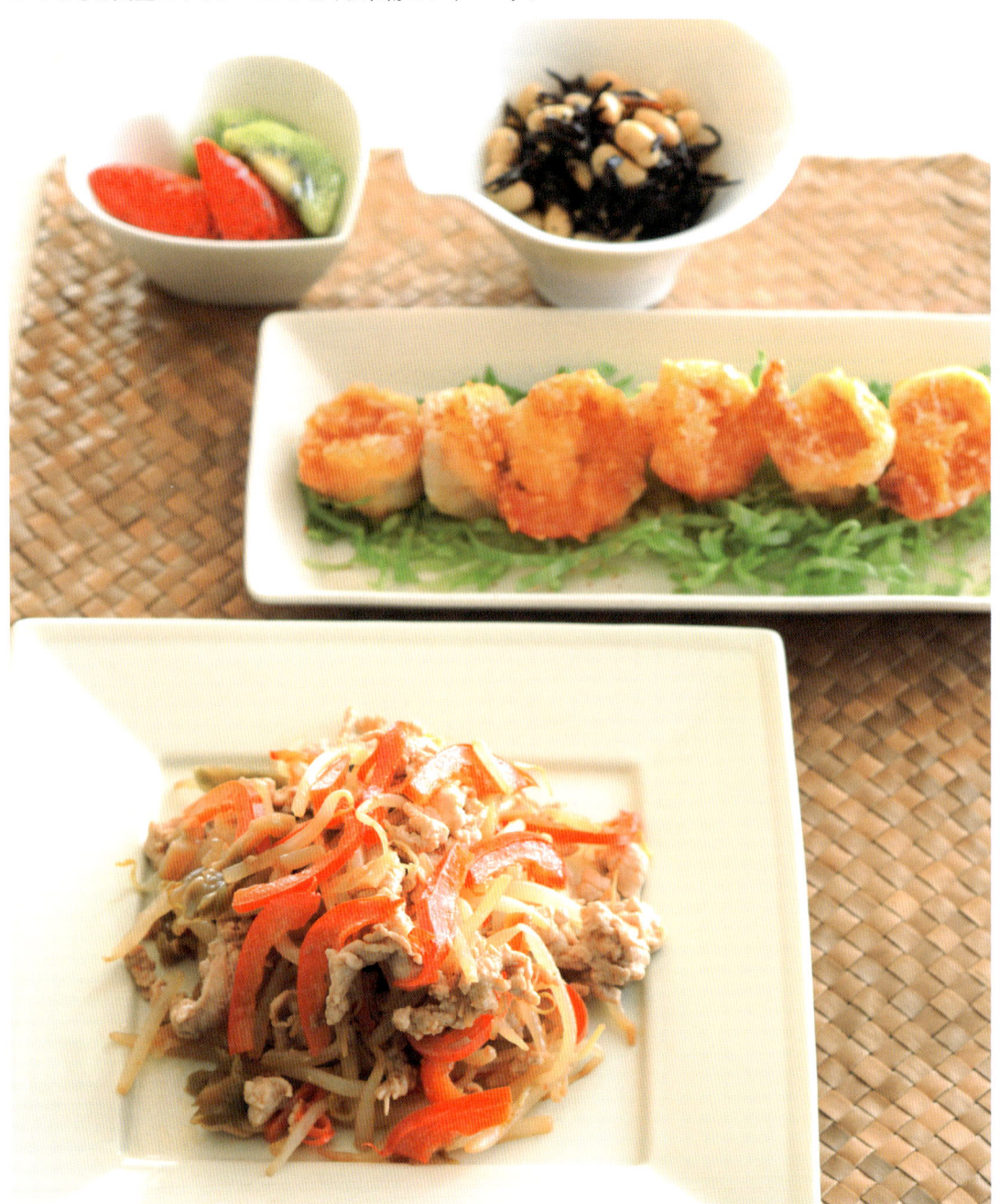

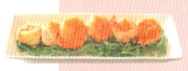

1食の糖質20g以下「糖質オフ」31日晩ごはん

エビマヨ

糖質 5.5g

材料（1人分）
- えび……………………………………6尾
- 白だし…………………………………少々
- 片栗粉………………………………大さじ½
- A ┌ マヨネーズ…………………………大さじ1
  └ 「ラカントS（液状）」………………小さじ½
- オリーブ油……………………………適量
- 塩・こしょう…………………………少々
- 一味唐辛子……………………………少々
- レタス…………………………………適量

作り方
1. えびは殻をむいて背わたをとり、水洗いして水気をしっかりふき取ったら白だしをまぶし、下味をつける。
2. ①の表面の水気が多い場合、キッチンペーパーなどで水気をふき取り、ビニール袋に片栗粉とともに入れ、空気を入れながらビニール袋の口をとめてふり、片栗粉を全体にまぶす。
3. フライパンを熱してオリーブ油を敷き、②の表面をかりっと焼き付け、混ぜ合わせておいたAのソースを入れて全体にからませ、塩・こしょうで味を調える。
4. 器に③・せん切りにしたレタスを盛り、一味唐辛子をふる。

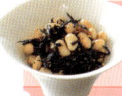

豚肉とザーサイの炒めもの

糖質 4.7g

材料（1人分）
- 豚もも肉（赤身）……………………100g
- しょうゆ……………………………小さじ½
- ザーサイ（細切り）………………大さじ1（20g）
- もやし…………………………………½袋
- 赤パプリカ……………………………¼個
- A ┌ 中華だしの素（粉末）……………小さじ1
  └ 塩・こしょう………………………少々
- ごま油………………………………小さじ1

作り方
1. 豚もも肉は細切りにし、しょうゆをまぶし、下味をつける。
2. フライパンにごま油を敷き、①・ザーサイ・もやし・細切りにした赤パプリカ・Aを入れて炒める。
3. 器に②を盛る。

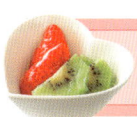

ひとくち果物のシャーベット

糖質 4.3g

材料（1人分）
- キウイ…………………………………¼個
- いちご…………………………………1個
- 「ラカントS（液状）」………………適量

作り方
1. キウイ・いちごを食べやすい大きさに切り、1食分ずつに分ける。
2. 小さなタッパーなどにクッキングシートを敷いて1を入れ、「ラカントS（液状）」をまわしかけ、空気が入らないようにラップで果物の表面を密閉し、タッパーの蓋をして冷凍庫で凍らせる。
3. 食べたい時に、冷凍庫から1食分のタッパーを取り出し、底面をぬるめのお湯で温めると果物がはがれるので、器に盛る。

ひじきと大豆のサラダ

糖質 2.3g

材料（1人分）
- ひじき（水戻し）……………………30g
- A ┌ 大豆（水煮）……………………30g
  │ オリーブ油………………………小さじ1
  │ 酢…………………………………小さじ1
  │ 炒りごま（白）…………………小さじ1
  │ 白だし……………………………小さじ½
  └ ハーブソルト……………………小さじ⅓

作り方
1. ひじきは熱湯でさっとゆで、水気をしっかり切る。
2. ボウルに①・Aを入れて混ぜ合わせ、食材に空気が触れないようラップを食材の表面に押し付ける様にかけ30分程おき、器に盛る。

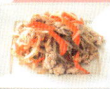

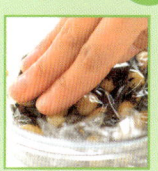

調理ポイント
ラップを全体に押し付ける様にかけ、酸素と接触しないようにマリネしておくと酸化が防げます。半日～1日ほど漬け込んでも味がなじんで美味しいので作り置きもOK。

17日目 麻婆なす豆腐とあさりとにらの酢ープ定食

本格的な味わいの麻婆豆腐は、トロミ（糖質）OFFなので食べてOK

Total 糖質 8.7g

定食メニュー
- 麻婆なす豆腐
- あさりとにらの酢ープ
- 薬味たっぷりゆで卵
- おからの蒸しパン（1人分は⅛カット）

酒
- ウーロンハイ（グラス1杯200cc／焼酎1：烏龍茶3〜4＋氷）　糖質0.2g

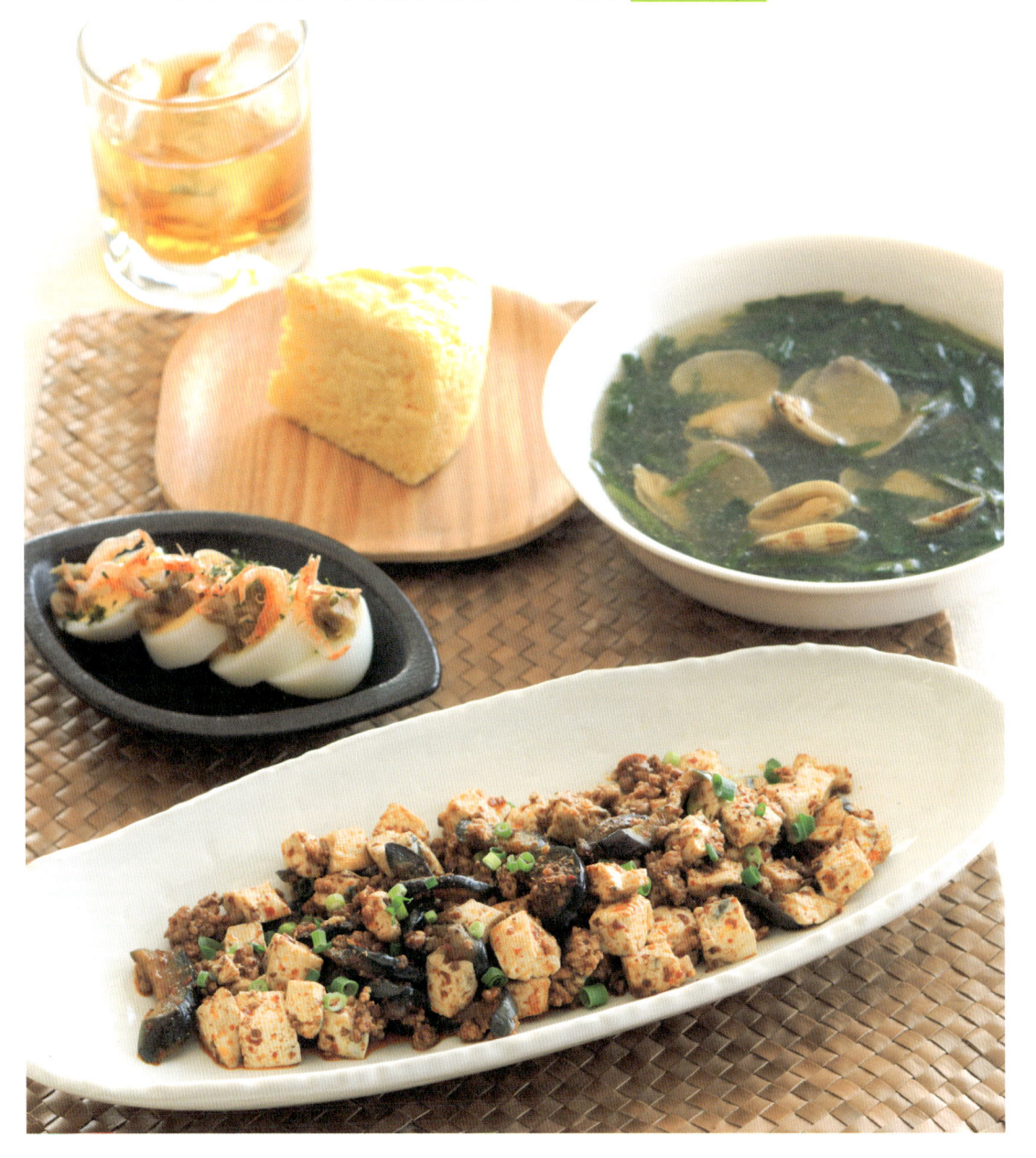

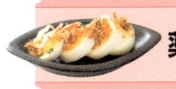

薬味たっぷりゆで卵

糖質 0.2g

材料（1人分）
- ゆで卵・・・・・・・・・・・・・・・・・・・・・・1個
- 干し桜えび・・・・・・・・・・・・・・・・・小さじ1
- ザーサイ・・・・・・・・・・・・・・・・・・・・・5g
- 青のり・・・・・・・・・・・・・・・・・・・・小さじ½

作り方
❶ 干し桜えびはフライパンで乾煎りする。
❷ ゆで卵は4等分して器に盛り、①・粗いみじん切りにしたザーサイ・青のりを飾る。

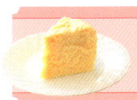

おからの蒸しパン

糖質 0.9g

※1人分は⅛カット

材料（直径20cm程度の丸形シリコンスチーマー1個分）
- おから（生）・・・・・・・・・・・・・・・・・200g
- A
  - 卵・・・・・・・・・・・・・・・・・・・・・・・・4個
  - 「ラカントS（液状）」・・・・・・・・・・大さじ4
  - ベーキングパウダー・・・・・・・・・・小さじ4
  - オリーブ油・・・・・・・・・・・・・・・・小さじ4

作り方
❶ おからを手でほぐしながら、シリコンスチーマーに入れ、Aを加えてゴムベラで全体をよく混ぜ合わせ、生地を容器全体に広げ、底をテーブルなどにたたきつけ、空気を抜いたら蓋をし、500Wの電子レンジで8分加熱する。
❷ 容器を逆さにして生地を取り出し、8等分に切る。

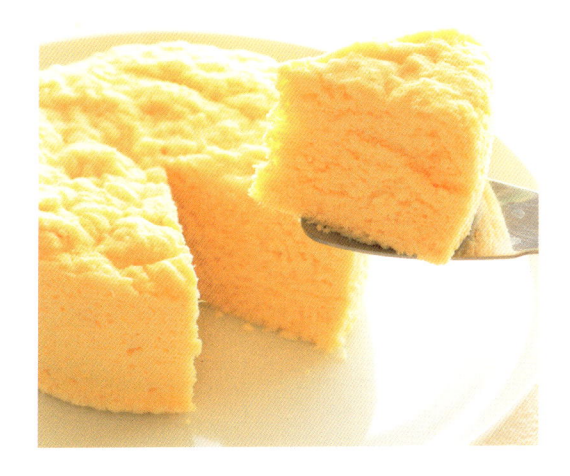

麻婆なす豆腐（市販品）

糖質 3.8g

材料（1人分）
- なす・・・・・・・・・・・・・・・・・・・・・・小1本
- 木綿豆腐・・・・・・・・・・・・・・・・・½丁（150g）
- 豚ひき肉・・・・・・・・・・・・・・・・・・・50g
- 「陳麻婆豆腐」・・・・・・・・・・・・・・・⅙パック
- ごま油・・・・・・・・・・・・・・・・・・・小さじ1
- 万能ねぎ（小口切り）・・・・・・・・小さじ1
- 「陳麻婆豆腐」付属の粉山椒・・・・・・適宜

作り方
❶ なすは斜め薄切り、木綿豆腐はさいの目に切りにする。
❷ フライパンを熱してごま油を敷き、豚ひき肉を炒め、①・「陳麻婆豆腐」を加え、蓋をして弱火で蒸し煮にする。
❸ フライパンをゆすりながら全体を混ぜ合わせ、なすがしんなりし、全体に味がなじんだら器に盛り、万能ねぎを散らし、好みで付属の粉山椒をふる。

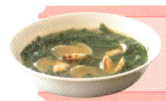

あさりとにらの酢ープ

糖質 3.6g

材料（1人分）
- アサリ（殻付き）・・・・・・・・・・・・・100g
- にら・・・・・・・・・・・・・・・・・・・・・・½束
- A
  - 水・・・・・・・・・・・・・・・・・・・・・300cc
  - 中華だしの素（粉末）・・・・・・・小さじ1
  - しょうが（せん切り）・・・・・・・・・・5g
- B
  - 酢・・・・・・・・・・・・・・・・・・・・大さじ1
  - ごま油・・・・・・・・・・・・・・・・・・少々

作り方
❶ アサリは砂抜きし、殻をこすりながら洗い、水気を切る。
❷ にらは食べやすい長さに切る。
❸ 鍋に①・Aを入れて火にかけ、アサリの口が開いたら、②・Bを加えてすぐに火を止め、器に盛る。

18日目

牛すね肉のモツ煮込み風とおからいなり寿司定食

肉の旨味と野菜の甘みを存分に堪能。「おからのいなり」で満腹感も◎

Total 糖質 **9.6g**

定食メニュー
- 牛すね肉のモツ煮込み風
- おからいなり寿司
- アスパラガスの塩辛バター炒め

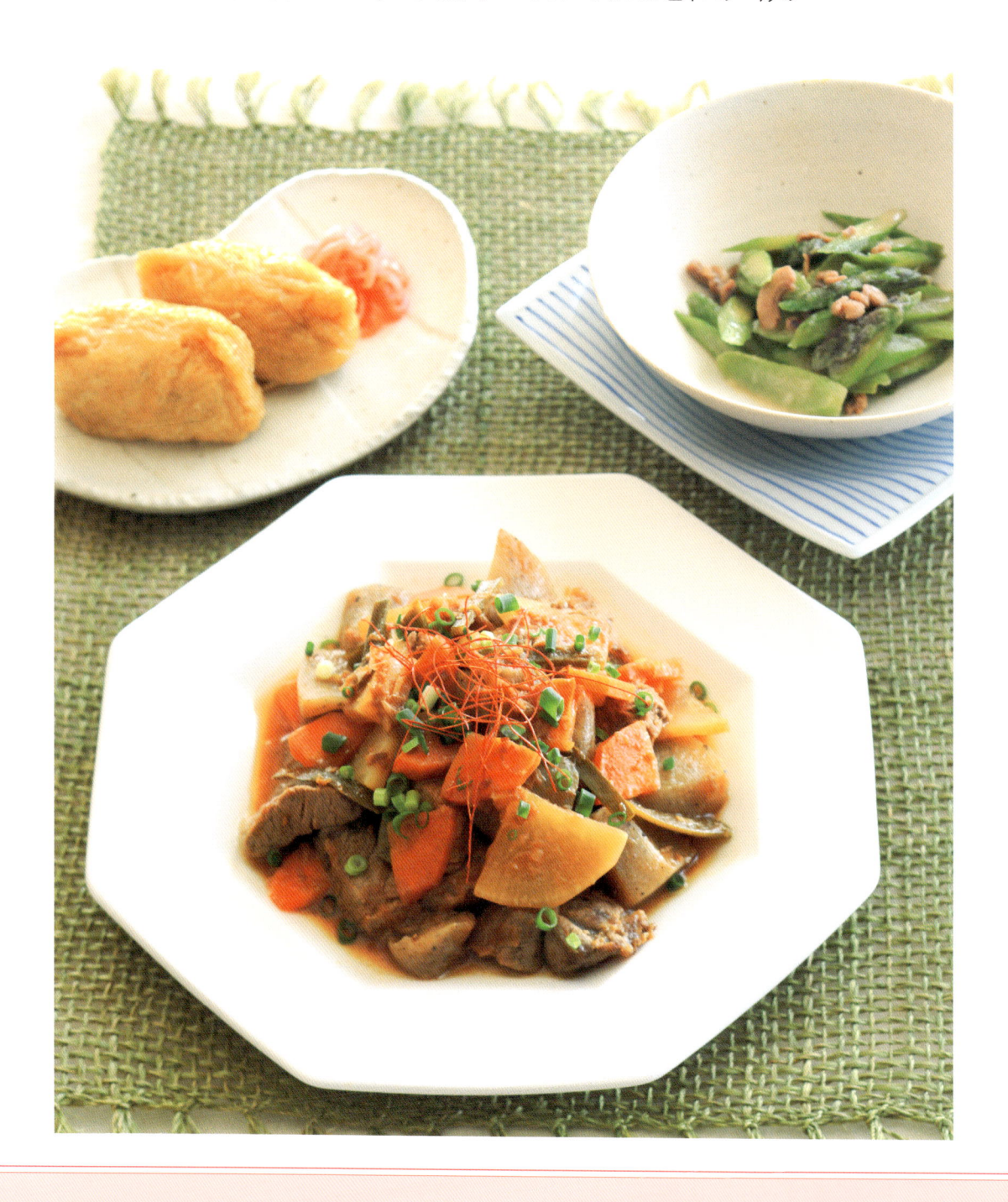

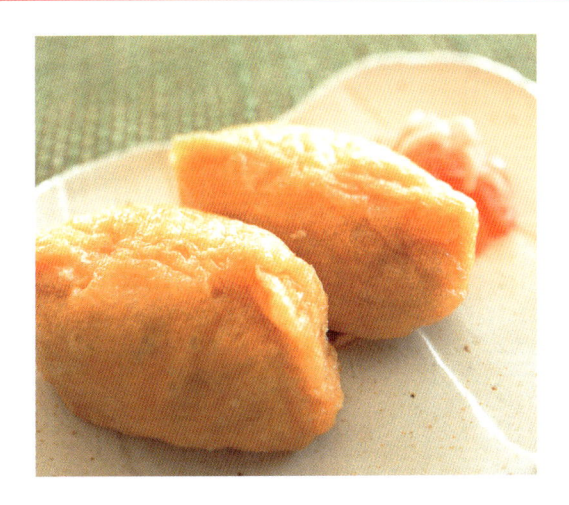

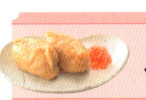

おからいなり寿司

糖質 3.1g

材料（2個分）

- A
  - おから（生）……………………………30g
  - 鶏ひき肉……………………………30g
  - 薄口しょうゆ………………………小さじ2
  - 「ラカントS（液状）」……………小さじ2
  - 水……………………………………200cc
- B
  - 炒りごま（白）………………………小さじ2
  - ごま油………………………………小さじ1
- 油揚げ…………………………………1枚
- C
  - しょうゆ……………………………小さじ1
  - 「ラカントS（液状）」……………小さじ1
  - 水……………………………………100cc
- 紅しょうが………………………………適量

作り方

❶鍋にAを入れて火にかけ、煮汁がなくなるまで弱火で煮詰め、Bを加えて全体を混ぜ合わせ、粗熱をとる。
❷油揚げは熱湯をかけて油抜きし、半分に切り、Cと共に鍋に入れて煮て、粗熱をとる。
❸②の煮汁を少ししぼって袋状に広げ、①を詰めて形成し、器に盛り、紅しょうがを添える。

調理ポイント

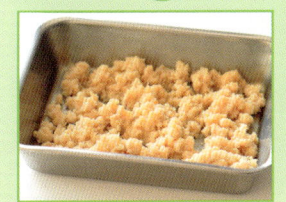

おからはまとめて作っておくのも味がなじんでおすすめです。ひじきやアサリのむき身など、具は好みでアレンジOK。

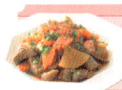

牛すね肉のモツ煮込み風

糖質 5.2g

材料（1人分）

- 牛すね肉………………………………100g
- こんにゃく……………………………小½枚
- 大根……………………………………50g
- にんじん………………………………20g
- A
  - しょうが（せん切り）………………5g
  - 水……………………………………400cc
  - 昆布…………………………3cm角1枚
  - かつお節……………………………1パック
  - 白だし………………………………小さじ1
- ごま油…………………………………小さじ1
- 赤みそ…………………………………大さじ½
- 万能ねぎ（小口切り）…………………小さじ1
- 糸唐辛子………………………………ひとつまみ

作り方

❶牛すね肉は食べやすい大きさに切り、鍋でたっぷりの水（分量外）を入れてやわらかくなるまで煮る。
❷こんにゃくは小さくちぎり、大根・にんじんはいちょう切りにする。
❸鍋にごま油を敷いて火にかけ、①・②を入れて軽く炒めたら、Aを加え、蓋をして弱火で10分程煮たら、昆布を取り出し、食べやすい大きさに切り戻し入れる。
❹大根がやわらかくなり煮汁が⅔ほどまで煮詰まったら、すぐに火を止め、赤みそを溶かして器に盛り、万能ねぎを散らし、糸唐辛子を飾る。

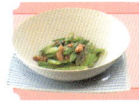

アスパラガスの塩辛バター炒め

糖質 1.3g

材料（1人分）

- アスパラガス……………………………3本
- A
  - イカの塩辛…………………………大さじ½
  - バター………………………………5g

作り方

❶アスパラガスは固い部分の皮をむき、斜め薄切りにする。
❷フライパンを熱し、①・Aを加え、全体を混ぜ合わせながら中火で一気に炒め、器に盛る。

19日目

市販のスープや塩昆布などの旨味食材を活用すれば、手軽にボリューム感ある夕食が完成

じゃーじゃー肉味噌のレタス包みと豆腐麺のラーメン定食

Total 糖質 14.5g

定食メニュー
- じゃーじゃー肉味噌のレタス包み
- 豆腐麺のラーメン
- いか刺身のレモン塩昆布和え
- 豆乳のゼリー　黒ごまソース

酒
- 焼酎ソーダ割り（グラス1杯200cc／焼酎1：炭酸3〜4＋氷）　糖質 0.0g

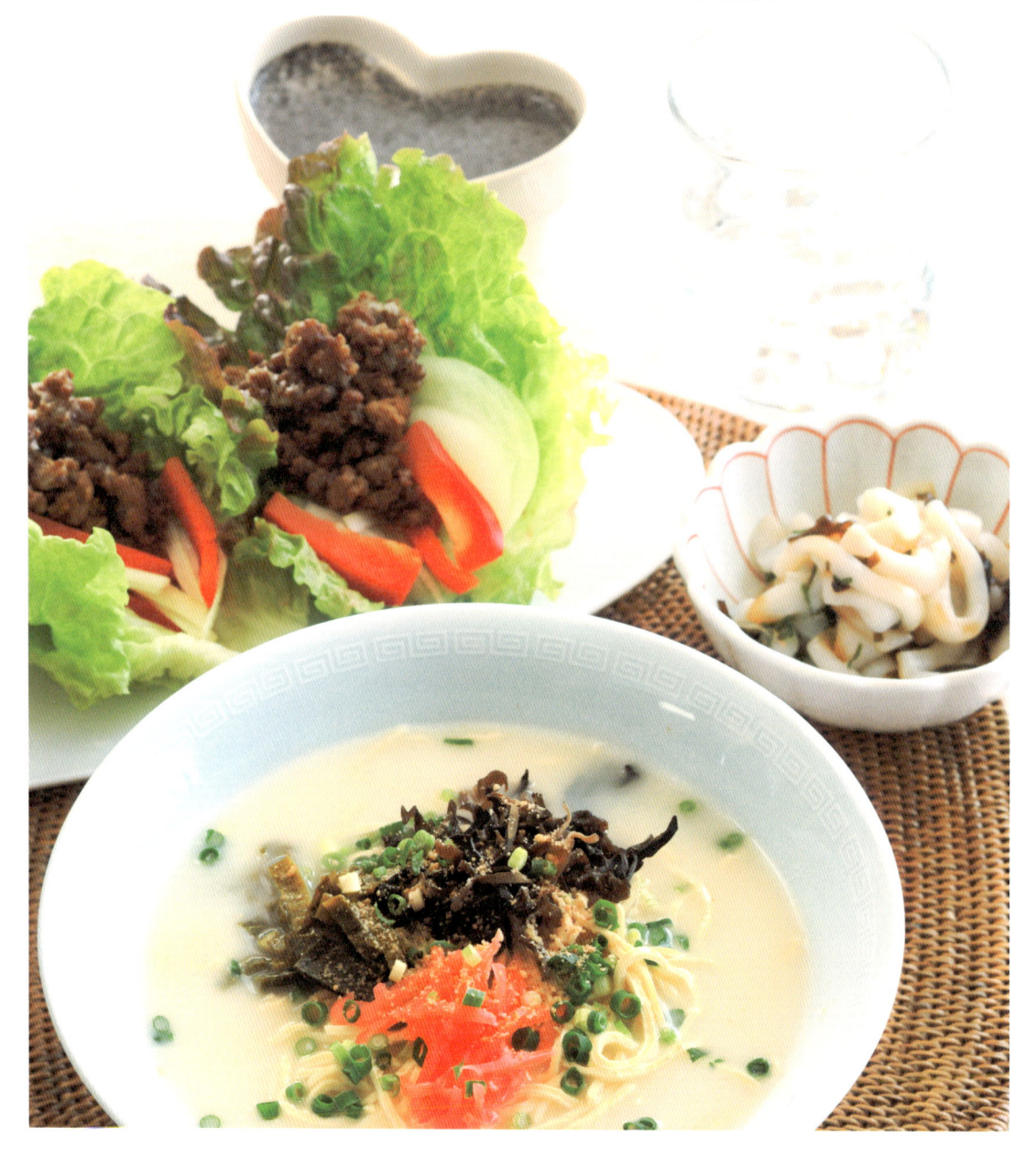

じゃーじゃー肉味噌のレタス包み

糖質 2.9g

材料 (1人分)

- A
  - 豚ひき肉（赤身）………………100g
  - しょうが（みじん切り）……………5g
- ごま油………………………………小さじ1
- B
  - 赤みそ………………………………大さじ½
  - 「ラカントS（液状）」………………大さじ½
  - 「にんにく醤油」……………………小さじ½
- C
  - サニーレタス・たまねぎ（スライス）
  - 赤パプリカ（細切り）・セロリ（せん切り）………適量

作り方

❶ フライパンを熱してごま油を敷き、Aを入れて炒め、Bを加えたら弱火にし全体になじませ、肉の汁気が出てきたら火を強め、一気に炒めて肉みそを作る。
❷ 器に①・Cを盛り、サニーレタスで、肉みそとその他の野菜を巻きながら頂く。

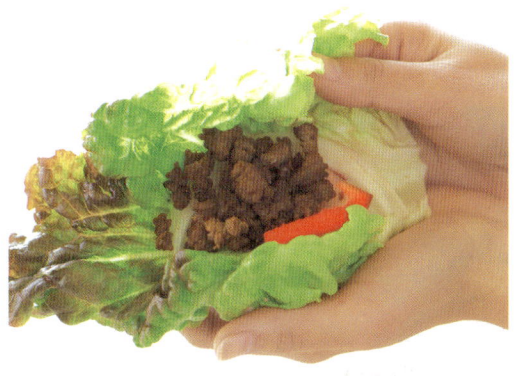

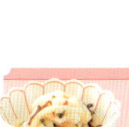

いか刺身のレモン塩昆布和え

糖質 1.7g

材料 (1人分)

- イカ（刺身用）………………………80g
- 青じそ…………………………………2枚
- A
  - 塩昆布………………………………小さじ1
  - レモン汁……………………………小さじ1
  - 白だし………………………………少々

作り方

❶ 青じそは細かくちぎる。
❷ ボウルに①・イカ・Aを入れて混ぜ合わせ、器に盛る。

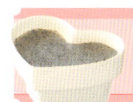

豆腐麺のラーメン

市販調味料

糖質 5.9g

材料 (1人分)

- 「豆腐かんす」…………………………80g
- A
  - 「とんこつラーメンスープ」…………1食分
  - 熱湯…………………………………300cc
- B
  - 万能ねぎ（小口切り）・キクラゲ（せん切り）
  - 紅しょうが・高菜漬け・すりごま（白）………適量

作り方

❶ 鍋に湯（分量外）を沸かし「豆腐かんす」を入れ、火を止めて蓋をし、2分程蒸らす。
❷ Aを合わせて器に注ぎ、水気をしっかり切った1を入れ、Bを飾る。

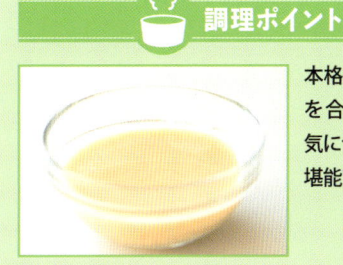

調理ポイント

本格的な豚骨スープを合わせれば、一気にラーメン気分が堪能できます。

豆乳のゼリー黒ごまソース

糖質 4.0g

材料 (2個分) ※1個分の糖質量

- A
  - 豆乳…………………………………200cc
  - 生クリーム…………………………50cc
  - 「ラカントS（液状）」………………大さじ2
- ゼラチン（板）…………………………3枚（4.5g）
- A
  - 練りごま（黒）………………………小さじ1
  - 生クリーム…………………………小さじ1
  - 「ラカントS（液状）」………………小さじ1

作り方

❶ ゼラチンはたっぷりの水（分量外）に浸して戻す。
❷ 鍋にA・①を入れて弱火にかけ、沸騰させないようにゼラチンを煮溶かし、器に注ぎ、冷蔵庫で冷やし固める。
❸ Bを混ぜ合わせてソース作り、②にかける。

20日目 ミートソース豆腐麺とたこと海藻のサラダ定食

少量のトマトでも、味わいはミートソース。たこや温泉卵の食感の違いで満足感アップ!

Total 糖質 14.1g

定食メニュー
- ミートソース豆腐麺
- たこと海藻のサラダ
- 緑野菜のコンソメスープ 温泉卵入り

酒
- ハイボール(グラス1杯200cc／焼酎1：炭酸3～4＋氷) 糖質0.0g

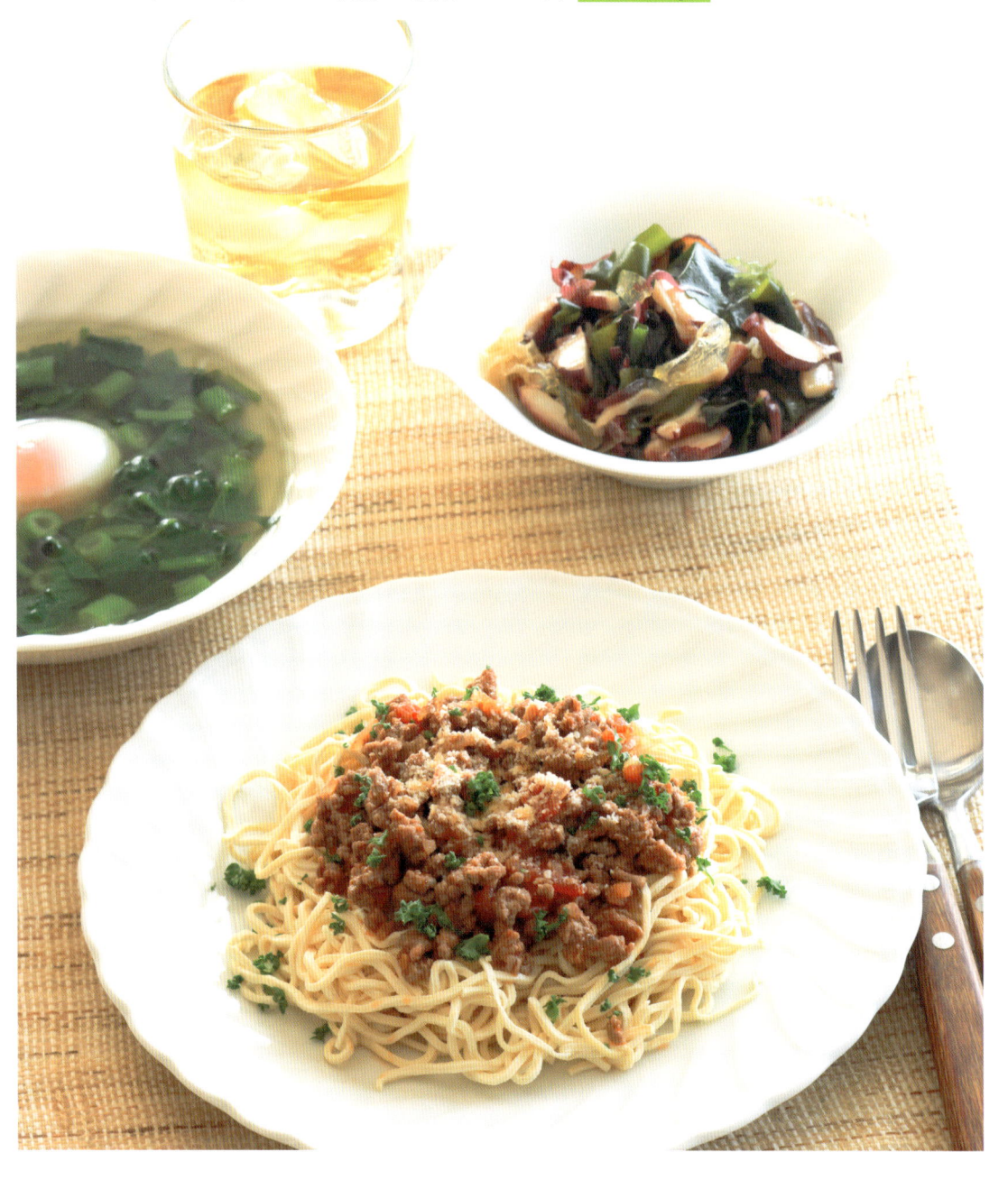

1食の糖質20g以下「糖質オフ」31日晩ごはん

糖質オフポイント

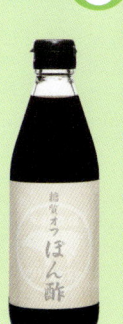

砂糖不使用のポン酢はなかなか手に入らない貴重品。鍋、酢の物とこれ1本で味付け完了。京都高雄病院：江部康二先生監修の『糖質制限ドットコム』で購入可能。一般的なぽん酢が100g中の糖質が12gなのに対して、本品は4.8g。カロリーも38kcalとヘルシー。ツンとこないまろやかな味わいも人気です。

● 「とば屋のポン酢」
お取り寄せ先はP.20参照

市販品　たこと海藻のサラダ　糖質 1.4g

材料（1人分）
タコ（ゆで）……………………………… 80g
海藻ミックス（乾燥）…………………… 5g
A ┌「とば屋のポン酢」………………… 大さじ1
　└ オリーブ油………………………… 大さじ1

作り方
❶ タコは薄切りにし、海藻ミックスは水で戻して水気をしっかり切る。
❷ ボウルに1・Aを入れて和え、器に盛る。

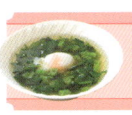

緑野菜のコンソメスープ　温泉卵入り　糖質 3.5g

材料（1人分）
ほうれん草………………………………… 2本
いんげん…………………………………… 2本
ピーマン…………………………………… ½個
A ┌ コンソメ（顆粒）………………… 小さじ1
　└ 水…………………………………… 250cc
温泉卵……………………………………… 1個
塩・こしょう……………………………… 少々

作り方
❶ ほうれん草・いんげんは1cm長さに切り、ピーマンは1cm角に切る。
❷ 鍋にAを入れ、沸騰したら①を加えて再び沸騰したら、塩・こしょうで味を調え、温泉卵を加え、軽く温めて器に盛る。

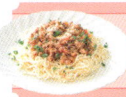

ミートソース豆腐麺　糖質 9.2g

材料（1人分）
合びき肉…………………………………… 80g
たまねぎ…………………………………… 10g
「ガーリックオイル」…………………… 小さじ1
A ┌ トマト水煮（缶詰）………………… 50g
　├ コンソメ（顆粒）………………… 小さじ1
　└ ハーブソルト……………………… 小さじ1・½
塩・こしょう……………………………… 少々
「豆腐かんす」…………………………… 80g
パルメザンチーズ………………………… 適量
パセリ（みじん切り）…………………… 適量

作り方
❶ フライパンを熱して「ガーリックオイル」・合びき肉・みじん切りにしたたまねぎを入れて炒め、Aを加えたら弱火にして全体を混ぜ合わせながら火を通し、塩・こしょうで味を調える。
❷ 鍋に湯（分量外）を沸かし「豆腐かんす」を入れ、火を止めて蓋をし、2分程蒸らしたら水気をしっかり切って器に盛る。
❸ ②に①をのせ、熱々のうちにパルメザンチーズとパセリを散らす。

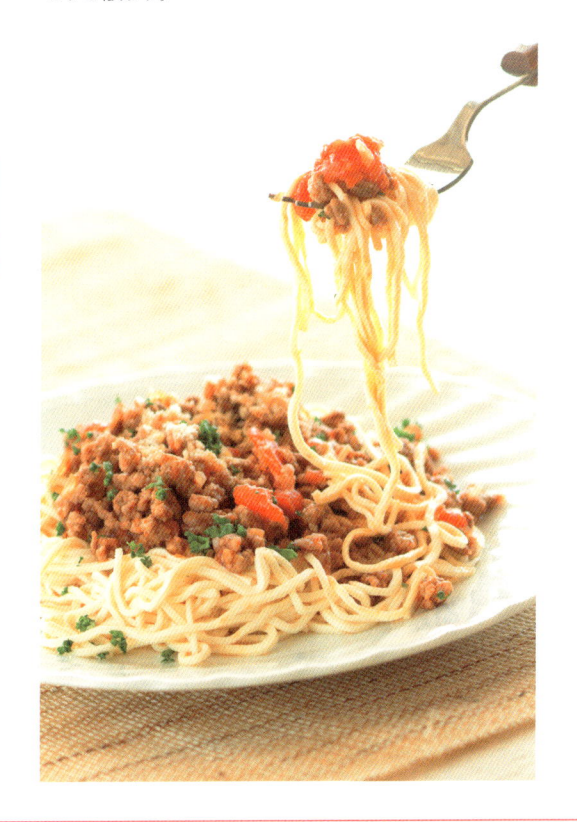

21日目

豆腐ごはんドライカレーと漬けマグロのカルパッチョ定食

ルーがなくてもカレー風味を堪能。マグロや焼きのりで、風味、栄養をプラス

Total 糖質 **16.2g**

定食メニュー
- 豆腐ごはんドライカレー
- 漬けマグロのカルパッチョ
- 焼きのりのスープ

酒
- 焼酎水割り（グラス1杯200cc／焼酎1：水3〜4＋氷）　糖質0.0g

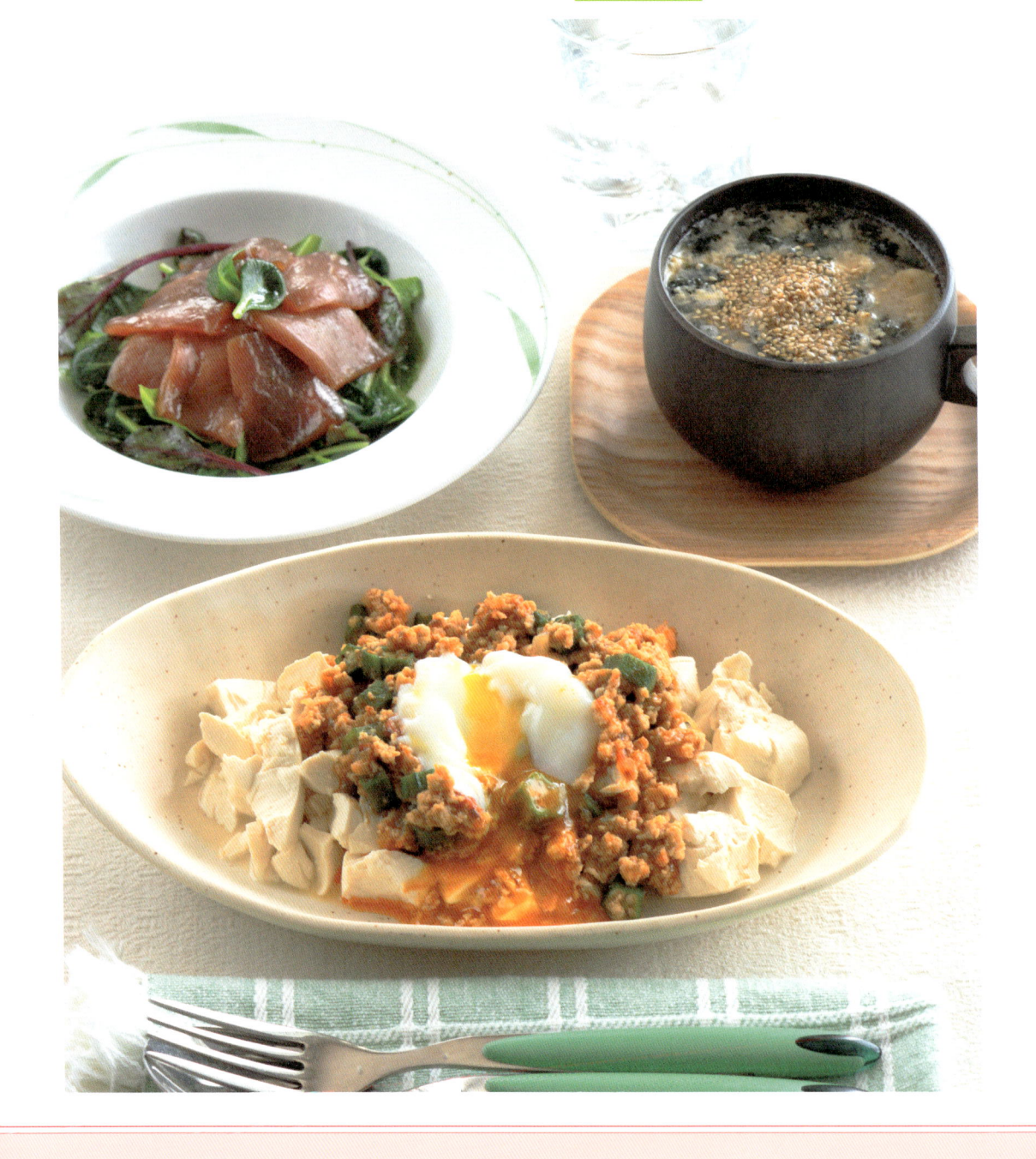

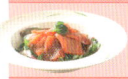

漬けマグロのカルパッチョ

糖質 1.9g

材料（1人分）

- A
  - マグロのさく（刺身用）……………………50g
  - 「うまみ醤油」……………………大さじ1
- B
  - ベビーリーフ……………………½パック
  - オリーブ油……………………大さじ1
  - 酢……………………小さじ1
  - ハーブソルト……………………小さじ½

作り方

❶ ビニール袋にAを入れ、冷蔵庫で1日漬け込み、漬けマグロにする。
❷ 器に混ぜ合わせたBを盛り、薄切りにした①を並べる。

時短ポイント

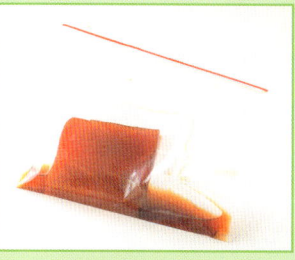

マグロはさくで安く購入後、ビニール袋に「うまみ醤油」とともに入れて、漬けにしておくと便利。マグロの水っぽさが解消されます。そのまま角切りしてアボカドと和えたり、余った漬けマグロは、分厚く切って、さっと表面だけステーキ風に焼いたり、そのまま煮たらマグロの角煮になります。

焼きのりのスープ

糖質 2.0g

材料（1人分）

- 焼きのり……………………1枚
- A
  - 中華だしの素（粉末）……………………小さじ½
  - 白だし……………………小さじ1
  - 水……………………250cc
- 酢……………………小さじ½
- B
  - 炒りごま（白）……………………小さじ1
  - ごま油……………………小さじ½

作り方

❶ 鍋にAを入れて火にかけ、沸騰したら小さくちぎった焼きのり加え、火を止めて器に盛る。
❷ ①に酢を入れ、Bをかける。

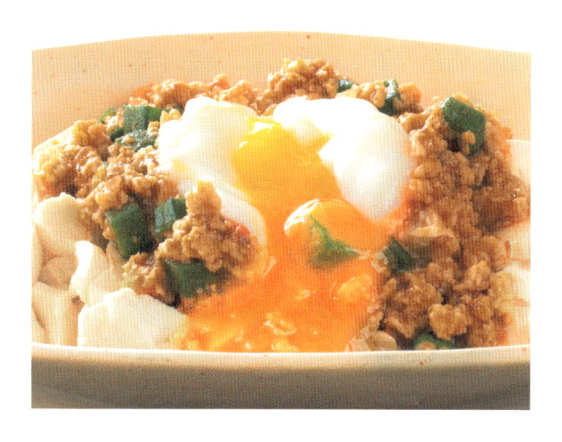

豆腐ごはんドライカレー

糖質 12.3g

材料（1人分）

- 木綿豆腐……………………1丁（300g）
- A
  - カレー粉……………………小さじ2
  - クミン（粒）……………………小さじ½
- B
  - 鶏ひき肉……………………100g
  - たまねぎ（みじん切り）……………………20g
  - オクラ（小口切り）……………………5本
- C
  - チリパウダー……………………小さじ½
  - コンソメ（顆粒）……………………小さじ1
  - ハーブソルト……………………小さじ1
  - トマト水煮（缶詰）……………………大さじ2
  - 水……………………50cc
- D
  - 片栗粉……………………小さじ½
  - 水……………………小さじ1
- 「ガーリックオイル」……………………少々
- 温泉卵……………………1個

作り方

❶ 耐熱容器にしっかり水切りした木綿豆腐を入れて電子レンジで加熱し、しゃもじで軽くほぐし、器に盛る。
❷ フライパンに、ガーリックオイル・Aを入れて焦げないように弱火にかけ、香りがたってきたらBを加え、中火で全体を混ぜ合わせながら炒め、Cを加えて、弱火で5分程煮たら、合せておいたDでとろみをつける。
❸ ①に②をかけ、温泉卵を添える。

22日目

缶詰は忙しい日のお助けアイテム。油揚げの食感がピタパンの味わいに

サバ缶の味噌マヨグラタンと油揚げのピタパン風定食

Total 糖質 12.3g

定食メニュー
- サバ缶の味噌マヨグラタン
- 油揚げのピタパン風
- 鶏もも肉とせりの卵スープ

酒
- 焼酎水割り（グラス1杯200cc／焼酎1：水3〜4＋氷）　糖質0.0g

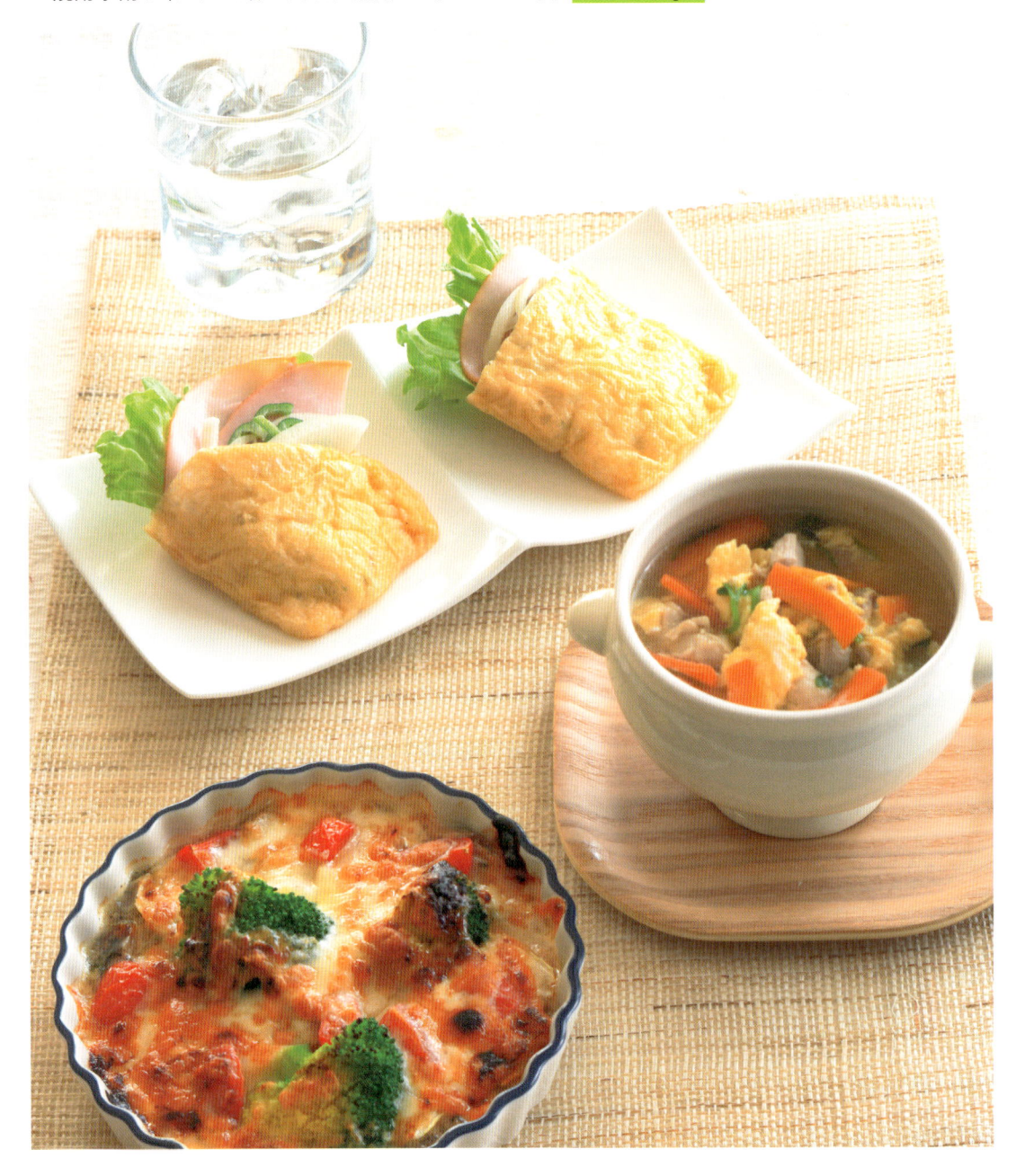

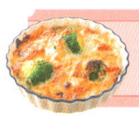

1食の糖質20g以下「糖質オフ」31日晩ごはん

サバ缶の味噌マヨグラタン

糖質 4.9g

材料 (1人分)
サバの水煮(缶詰)・・・・・・・・・・・・・・・・・・・・・・・・1缶
ブロッコリー・・・・・・・・・・・・・・・・・・・・・・・・・・・・・・3房
ミニトマト・・・・・・・・・・・・・・・・・・・・・・・・・・・・・・・・2個
たまねぎ・・・・・・・・・・・・・・・・・・・・・・・・・・・・・・・・10g
A ┌ みそ・・・・・・・・・・・・・・・・・・・・・・・・・・・・・・・小さじ1
  │ マヨネーズ・・・・・・・・・・・・・・・・・・・・・・・・・大さじ1
  └ 「ラカントS(液状)」・・・・・・・・・・・・・・・大さじ½
ピザ用チーズ・・・・・・・・・・・・・・・・・・・・・・・・・・・30g

作り方
❶耐熱容器に、ほぐしたサバの水煮とゆでたブロッコリーを盛り、4等分に切ったミニトマト、薄切りにしたたまねぎを散らし、混ぜ合わせたAをまわしかけ、ピザ用チーズを散らし、魚焼きグリルでチーズが溶けるまで焼く。

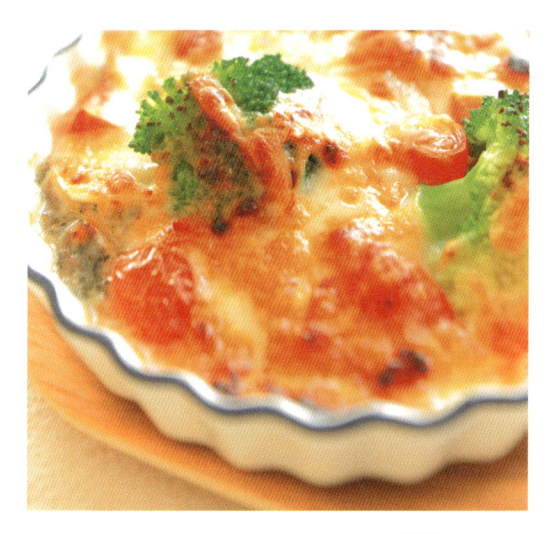

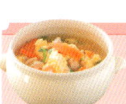

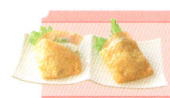

鶏もも肉とせりの卵スープ

糖質 4.1g

材料 (1人分)
鶏もも肉・・・・・・・・・・・・・・・・・・・・・・・・・・・・・・・½枚
にんじん・・・・・・・・・・・・・・・・・・・・・・・・・・・・・・・・20g
せり・・・・・・・・・・・・・・・・・・・・・・・・・・・・・・・・・・・・½束
卵・・・・・・・・・・・・・・・・・・・・・・・・・・・・・・・・・・・・・1個
A ┌ 中華だしの素(粉末)・・・・・・・・・・・・・小さじ1
  │ 薄口しょうゆ・・・・・・・・・・・・・・・・・・・・小さじ½
  └ 水・・・・・・・・・・・・・・・・・・・・・・・・・・・・・・250cc
塩・・・・・・・・・・・・・・・・・・・・・・・・・・・・・・・・・・・・・少々
七味唐辛子・・・・・・・・・・・・・・・・・・・・・・・・・・・・少々

作り方
❶鶏もも肉は皮と余分な脂を取り除き、ひと口大に切って熱湯でさっとゆで、にんじんは短冊切りにする。
❷せりは、食べやすい長さに切る。
❸鍋にAを入れて煮立たせ、①を入れ、再び沸騰したら溶き卵をまわし入れ、卵に火が通り始めたら、②を加え、塩で味を調える。
❹器に盛り、七味唐辛子をふる。

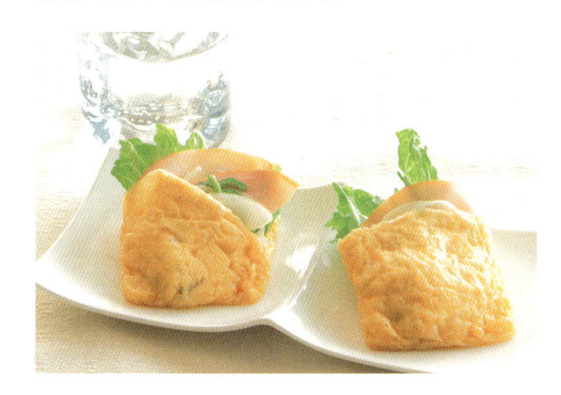

油揚げのピタパン風

糖質 3.3g

材料 (1人分)
油揚げ・・・・・・・・・・・・・・・・・・・・・・・・・・・・・・・・1枚
ハム・・・・・・・・・・・・・・・・・・・・・・・・・・・・・・・・・・2枚
レタス・・・・・・・・・・・・・・・・・・・・・・・・・・・・・・・・適量
A ┌ たまねぎ(スライス)・ピーマン(せん切り)など・・適量
  │ 塩・こしょう・・・・・・・・・・・・・・・・・・・・・・・少々
  │ マヨネーズ・・・・・・・・・・・・・・・・・・・・・・小さじ1
  └ 練りからし・・・・・・・・・・・・・・・・・・・・・・・・少々

作り方
❶油揚げは熱湯でさっとゆでて油抜きをし、表面の水気をふきとり、半分切って袋状にし、フライパンで表面を軽く焼く。
❷ハムは半分に切り、レタスは食べやすい大きさにちぎる。
❸ボウルでAを和える。
❹①の中に、②・③をはさみ、器に盛る。

23日目 海鮮チャンポン風煮込みとひきわり納豆のいなり焼き定食

具とスープで麺抜きチャンポン！ 牛丼の味わいも合わせて楽しめるのも糖質オフならでは！

Total 糖質 14.6g

定食メニュー
- 海鮮チャンポン風煮込み
- ひきわり納豆のいなり焼き
- 牛丼風サラダ

酒
- 糖質ゼロビール（350mℓ缶1本）　糖質0.0g

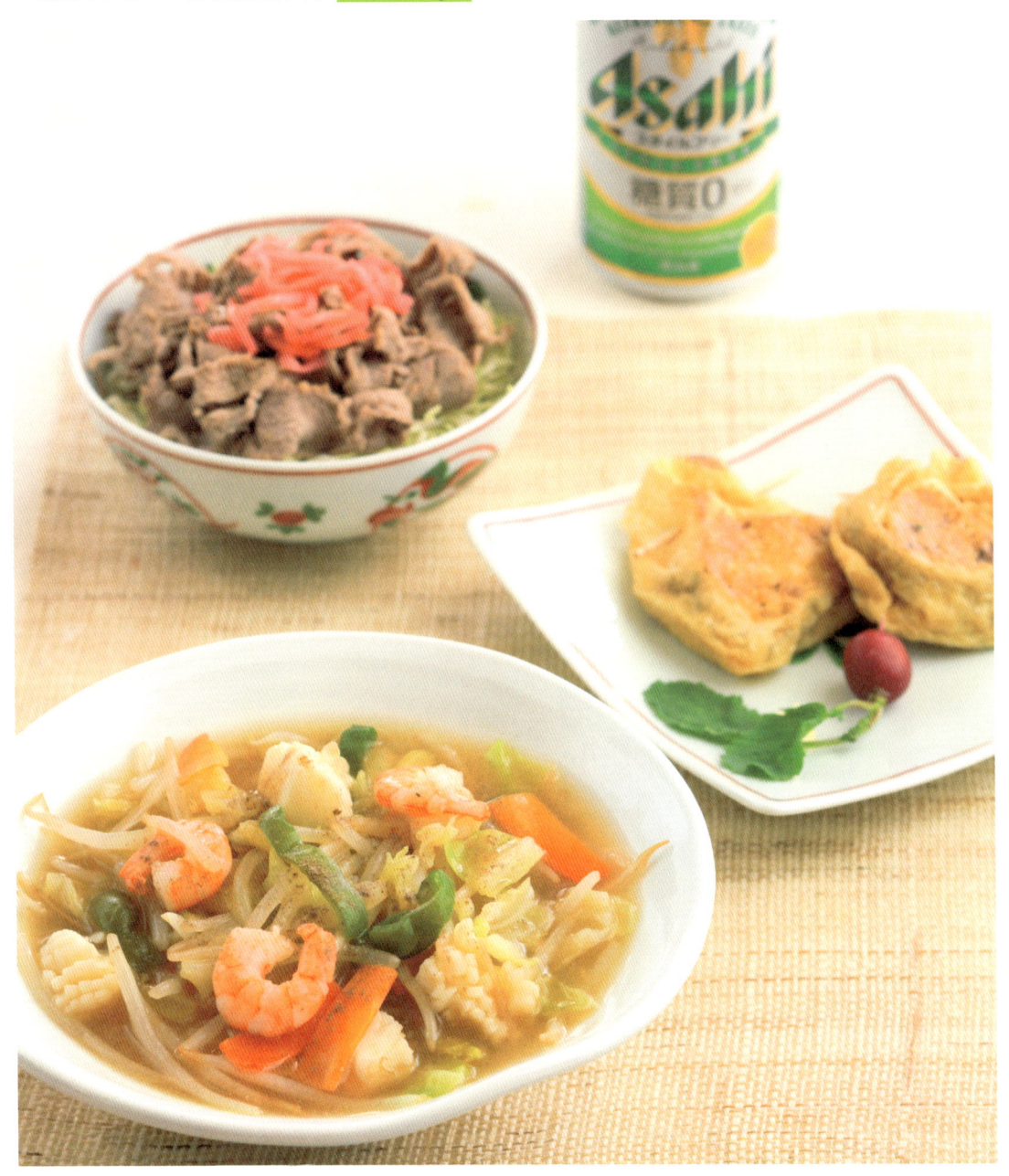

1食の糖質20g以下「糖質オフ」31日晩ごはん

糖質オフポイント

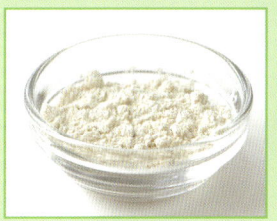

ちゃんぽんスープの素があれば、麺はなくても味わいはちゃんぽん。具だくさんでボリューム満点。

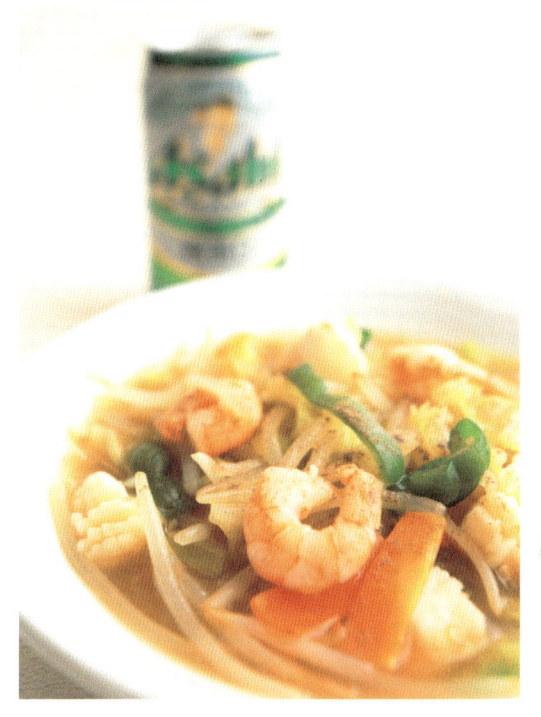

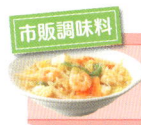

海鮮チャンポン風煮込み　糖質 8.0g

市販調味料

材料（1人分）
キャベツ	50g
にんじん	20g
ピーマン	1個
シーフードミックス（冷凍）	100g
もやし	½袋
A「ちゃんぽんスープの素」	1食分
熱湯	250cc
ごま油	小さじ1
こしょう	少々

作り方
❶ キャベツはざく切り、にんじんは短冊切り、ピーマンは種をとって食べやすい大きさに切り、シーフードミックスは解凍して水気をふきとる。
❷ 深みのあるフライパンを熱してごま油を敷き、①を加えて強火で一気に炒め、Aを加えて沸騰したら器に盛り、こしょうをふる。

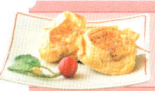

ひきわり納豆のいなり焼き　糖質 2.2g

材料（1人分）
油揚げ	1枚
ひきわり納豆	1パック
青じそ	1枚
しょうゆ	少々
ラディッシュ	1個
マヨネーズ	少々

作り方
❶ 油揚げは熱湯をかけて油抜きし、水気をしっかり切り、半分に切って袋状に開く。
❷ ひきわり納豆・粗いみじん切りにした青じそ・しょうゆを混ぜ合わせて①に詰め、爪楊枝で中身が出ないように止める。
❸ フライパンを温めて弱火で両面をこんがり焼いて器に盛り、ラディシュ・マヨネーズを添える。

牛丼風サラダ　糖質 4.4g

材料（1人分）
牛もも肉（赤身・薄切り）	100g
「うまみ醤油」	大さじ1
キャベツ	50g
紅しょうが	小さじ1
オリーブ油	小さじ1

作り方
❶ 牛もも肉は熱湯でさっとゆで、表面のアクを取る。
❷ 鍋に「うまみ醤油」・①を入れて火にかけ、さっと味をなじませる。
❸ 器にせん切りにしたキャベツをもり、熱々の②をのせ、紅しょうがを散らし、オリーブ油をかける。

24日目

忙しい日は鍋が一番。鍋の具が肉のときは副菜に魚を添えてボリュームアップ

豚肉団子と白菜の鍋仕立てとぶりの中華風照り焼き定食

Total 糖質 11.2g

定食メニュー
- 豚肉団子と白菜の鍋仕立て
- ぶりの中華風照り焼き
- わかめのきんぴら

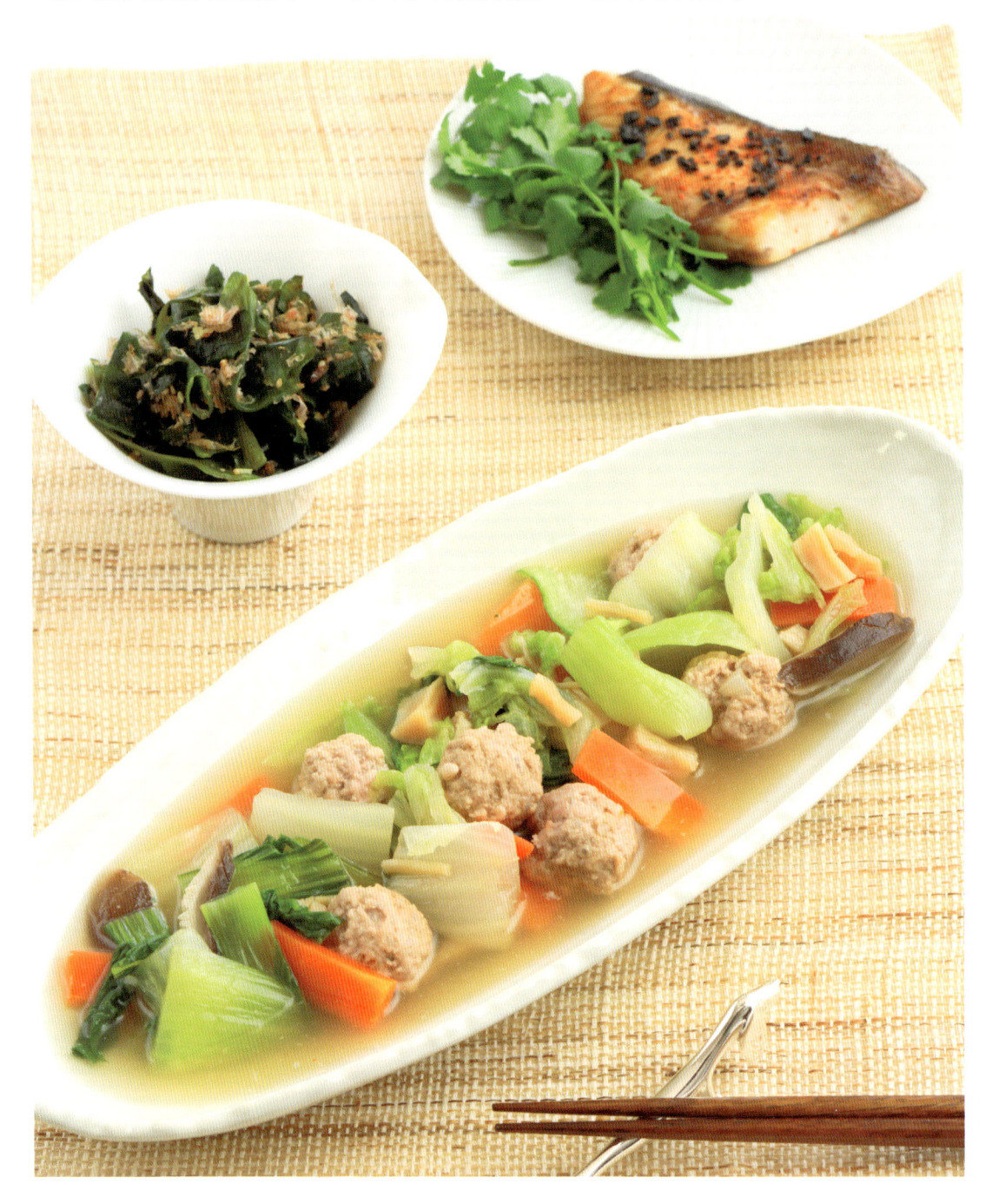

調理ポイント

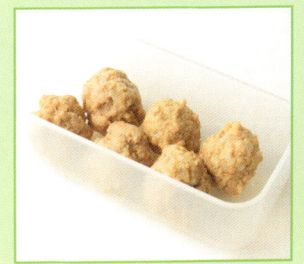

肉団子は多めにつくって冷蔵庫で1〜2日、保存OK。トマトソースで和えてお弁当のおかずにしたり、スープに入れればボリュームもアップ。

豚肉団子と白菜の鍋仕立て　作り置き

糖質 8.2g

材料（1人分）
- A
  - 豚ひき肉（赤身）‥‥‥‥‥‥‥‥‥‥‥‥100g
  - たまねぎ（みじん切り）‥‥‥‥‥‥‥‥‥10g
  - 白だし‥‥‥‥‥‥‥‥‥‥‥‥‥‥‥小さじ½
  - ごま油‥‥‥‥‥‥‥‥‥‥‥‥‥‥‥‥少々
- 白菜‥‥‥‥‥‥‥‥‥‥‥‥‥‥‥‥‥‥100g
- にんじん‥‥‥‥‥‥‥‥‥‥‥‥‥‥‥‥‥20g
- チンゲン菜‥‥‥‥‥‥‥‥‥‥‥‥‥‥‥‥1株
- B
  - 干し貝柱‥‥‥‥‥‥‥‥‥‥‥‥‥‥‥‥1個
  - 干ししいたけ‥‥‥‥‥‥‥‥‥‥‥‥‥‥1枚
  - 水‥‥‥‥‥‥‥‥‥‥‥‥‥‥‥‥‥‥250cc
- C
  - 中華だしの素（粉末）‥‥‥‥‥‥‥‥‥小さじ1
  - 薄口しょうゆ‥‥‥‥‥‥‥‥‥‥‥‥小さじ½

作り方
① ボウルにAを入れてしっかり混ぜ合わせ、ひと口大に丸めながら熱湯でゆでる。
② Bを合わせ、干し貝柱・干ししいたけを戻し、干し貝柱は身をほぐし、干ししいたけは薄切りにする。
③ 白菜はざく切り、にんじんは短冊切り、チンゲン菜は食べやすい大きさに切る。
④ 鍋に、②・③・Cを入れて火にかけ、沸騰したら①を加えて、蓋をして弱火で10分程煮込み、器に盛る。

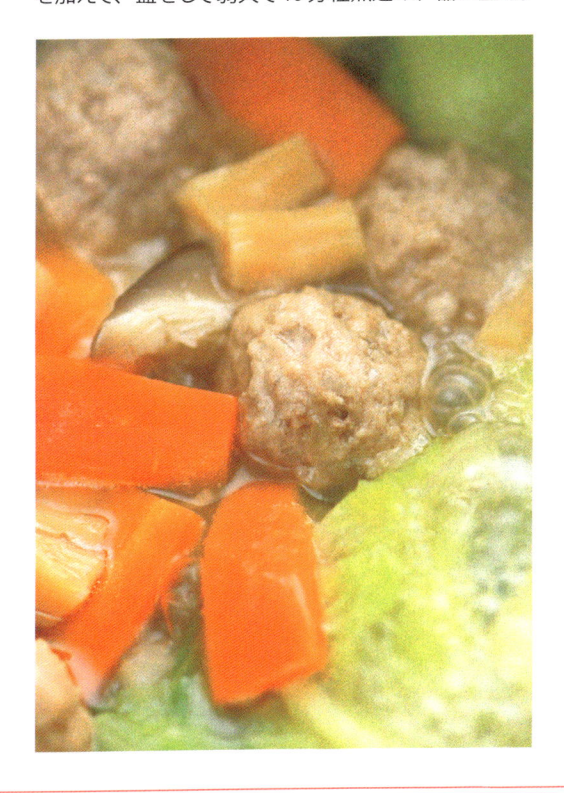

ぶりの中華風照り焼き

糖質 2.2g

材料（1人分）
- ブリ（切り身）‥‥‥‥‥‥‥‥‥‥‥‥1切れ（80g）
- A
  - 「ラカントS（液状）」‥‥‥‥‥‥‥‥‥小さじ1
  - 豆豉（みじん切り）‥‥‥‥‥‥‥‥‥‥小さじ½
  - 「にんにく醤油」‥‥‥‥‥‥‥‥‥‥‥小さじ½
  - 水‥‥‥‥‥‥‥‥‥‥‥‥‥‥‥‥‥小さじ1
- 一味唐辛子・香菜‥‥‥‥‥‥‥‥‥‥‥‥‥適量

作り方
① フライパンを熱してごま油を敷き、ブリの表面をこんがり焼いて、混ぜ合わせたAを加え、蓋をして弱火で5分程蒸し焼きにしてたれをからめ、器に盛る。
② ①に一味唐辛子をふり、香菜をたっぷり添える。

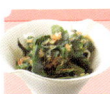

わかめのきんぴら

糖質 0.8g

材料（1人分）
- わかめ（水戻し）‥‥‥‥‥‥‥‥‥‥‥‥‥50g
- ごま油‥‥‥‥‥‥‥‥‥‥‥‥‥‥‥‥‥‥5g
- しょうが（みじん切り）‥‥‥‥‥‥‥‥‥小さじ1
- A
  - しょうゆ‥‥‥‥‥‥‥‥‥‥‥‥‥‥小さじ½
  - かつお節‥‥‥‥‥‥‥‥‥‥‥‥‥‥1パック
  - 炒りごま（白）‥‥‥‥‥‥‥‥‥‥‥‥小さじ1

作り方
① わかめはひと口大の食べやすい大きさに切る。
② フライパンに、ごま油・しょうがを入れて火にかけ、しょうがの香りが出てきたら、①を加えて強火で10秒程さっと炒め、火を止めAを加えて全体を混ぜ合わせ、器に盛る。
※ わかめを炒めるとき、はねるので気をつける。

25日目 ロールキャベツ風煮込みハンバーグ定食

忙しいときは包まなくてOK！キャベツとハンバーグを一緒に煮れば味わいはロールキャベツ！

Total 糖質 19.5g

定食メニュー
- 焼きピーマンのおかか和え
- ロールキャベツ風　煮込みハンバーグ
- おいしい糖質制限パン
- 豆腐のポテトサラダ風
- クリームチーズのココア風味

酒
- 赤ワイン（グラスワイン1杯）　糖質0.8g

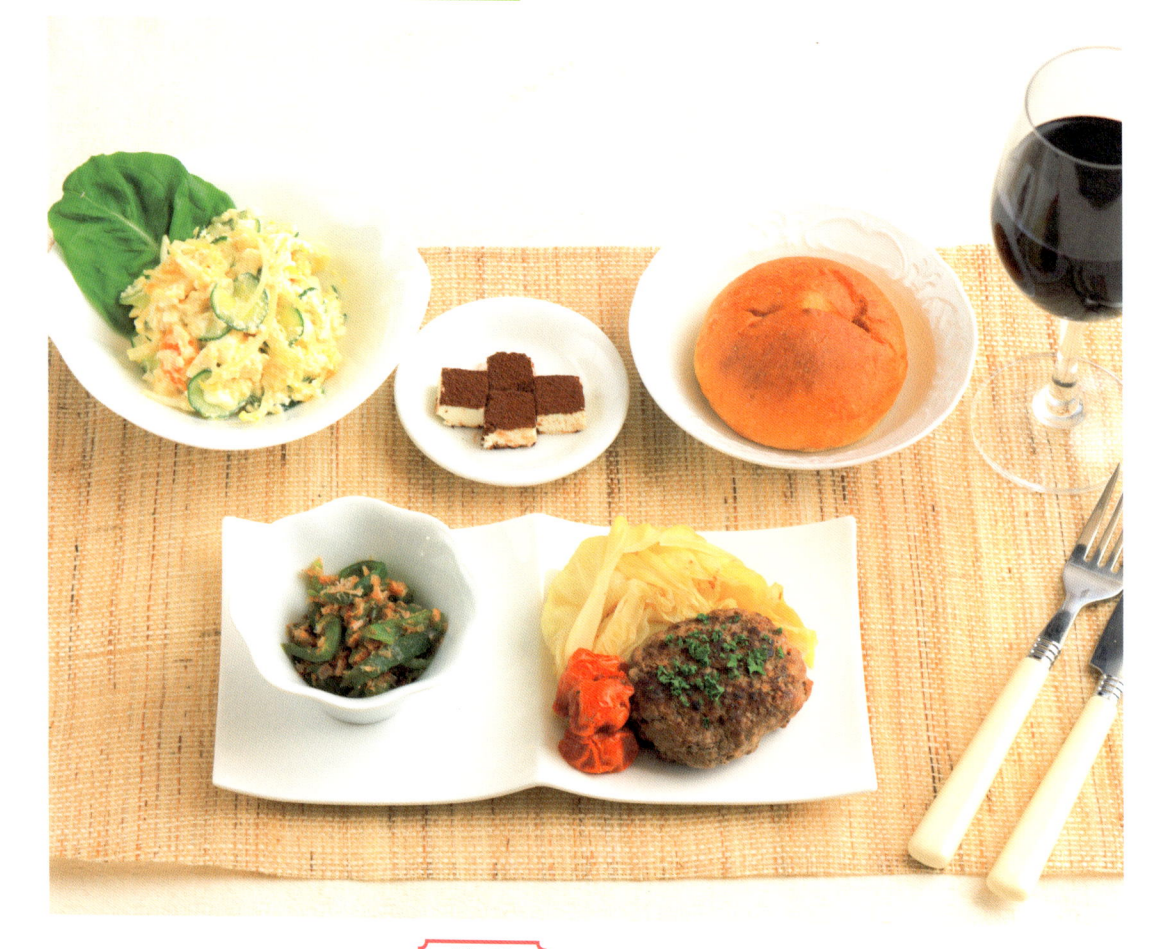

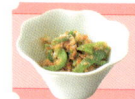

焼きピーマンのおかか和え　糖質 2.5g

材料（1人分）
- ピーマン……………………………………2個
- A┌「うまみ醤油」………………………小さじ1
  └かつお節………………………………1パック

作り方
1. ピーマンは丸ごと魚焼きグリルに入れ、強火で皮が焦げるまで焼き、半分に切って、皮をむき、種を取り、食べやすくスライスする。
2. ボウルに1・Aを入れて和え、器に盛る。

1食の糖質20g以下「糖質オフ」31日晩ごはん

調理ポイント

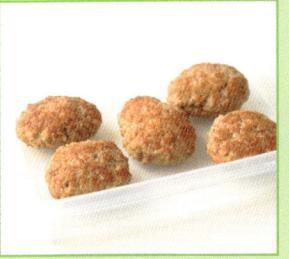

ロールキャベツのように肉を包む手間を省き、短時間で手軽に味わいを楽しめます。ハンバーグは、合びき肉がセールのときに作り置きしておくのもおすすめ。小さく成形しておけば、お弁当にも便利です。

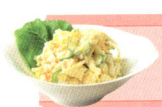

作り置き　ロールキャベツ風 煮込みハンバーグ
糖質 9.6g

材料（1人分）
- A
  - 合びき肉……100g
  - たまねぎ（みじん切り）……10g
  - ハーブソルト……小さじ½
- キャベツ……80g
- ミニトマト……3個
- B
  - コンソメ（顆粒）……小さじ1
  - 白だし……小さじ1
  - 水……250cc
- 塩・こしょう……少々
- オリーブ油……小さじ1
- パセリ（みじん切り）……適量

作り方
❶ ボウルにAを入れてしっかり混ぜ合わせ、ハンバーグ状に成形する。
❷ フライパンを熱してオリーブ油を敷き、①の両面にこんがり焼き色がつくまで焼き、取り出す。
❸ 鍋にB・キャベツを入れて火にかけ、沸騰したら弱火で蓋をして5分程、煮込み、②・ミニトマトを入れ、さらに弱火で5分程煮込み、塩・こしょうで味を調え、器に盛り、パセリを散らす。

豆腐の ポテトサラダ風
糖質 4.2g

材料（1人分）
- 木綿豆腐……¼丁（75g）
- たまねぎ……10g
- きゅうり……½本
- にんじん……10g
- ゆで卵……1個
- A
  - マヨネーズ……大さじ1・½
  - ハーブソルト……小さじ½
  - こしょう……少々
- サラダ菜……1枚

作り方
❶ たまねぎは薄くスライスし、きゅうりは輪切りにして合わせ、塩（分量外）をふってしんなりさせ、水気をしっかり切る。にんじんは薄いいちょう切りにし、熱湯でさっとゆで、水切りする。
❷ ボウルにしっかり水切りした木綿豆腐を入れ、ゴムベラでなめらかなペースト状にしたら、①・ざく切りにしたゆで卵・Aを加えて全体を混ぜ合わせる。
❸ 器にサラダ菜を敷き、②を盛る。

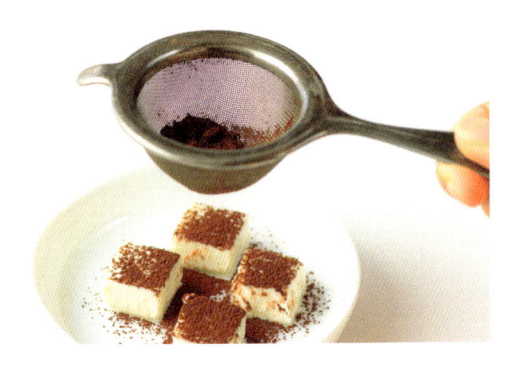

市販品　おいしい糖質制限パン
糖質 1.7g

材料（1人分）
- おいしい糖質制限パン……1個

作り方
❶「ロールキャベツ風　煮込みハンバーグ」に添える。

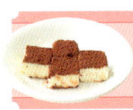

クリームチーズの ココア風味
糖質 0.7g

材料（1人分）
- クリームチーズ　※「KIRI」使用……1個（18g）
- 「ラカントS（液状）」……小さじ1
- 純正ココア……小さじ1

作り方
❶ クリームチーズは4等分に切り、「ラカントS（液状）」を全体にかけ、器に盛り、純正ココアをふる。

26日目 魚介のガーリックオイル焼きと豆乳たらこスープ定食

焼く、切るだけの簡単調理なのに、こんなに豪華なディナーが完成

Total 糖質 17.7g

定食メニュー
- 魚介のガーリックオイル焼き
- 簡単ローストビーフの和風サラダ
- 豆乳たらこスープ

酒
- 白ワイン（グラスワイン1杯）　糖質1.0g

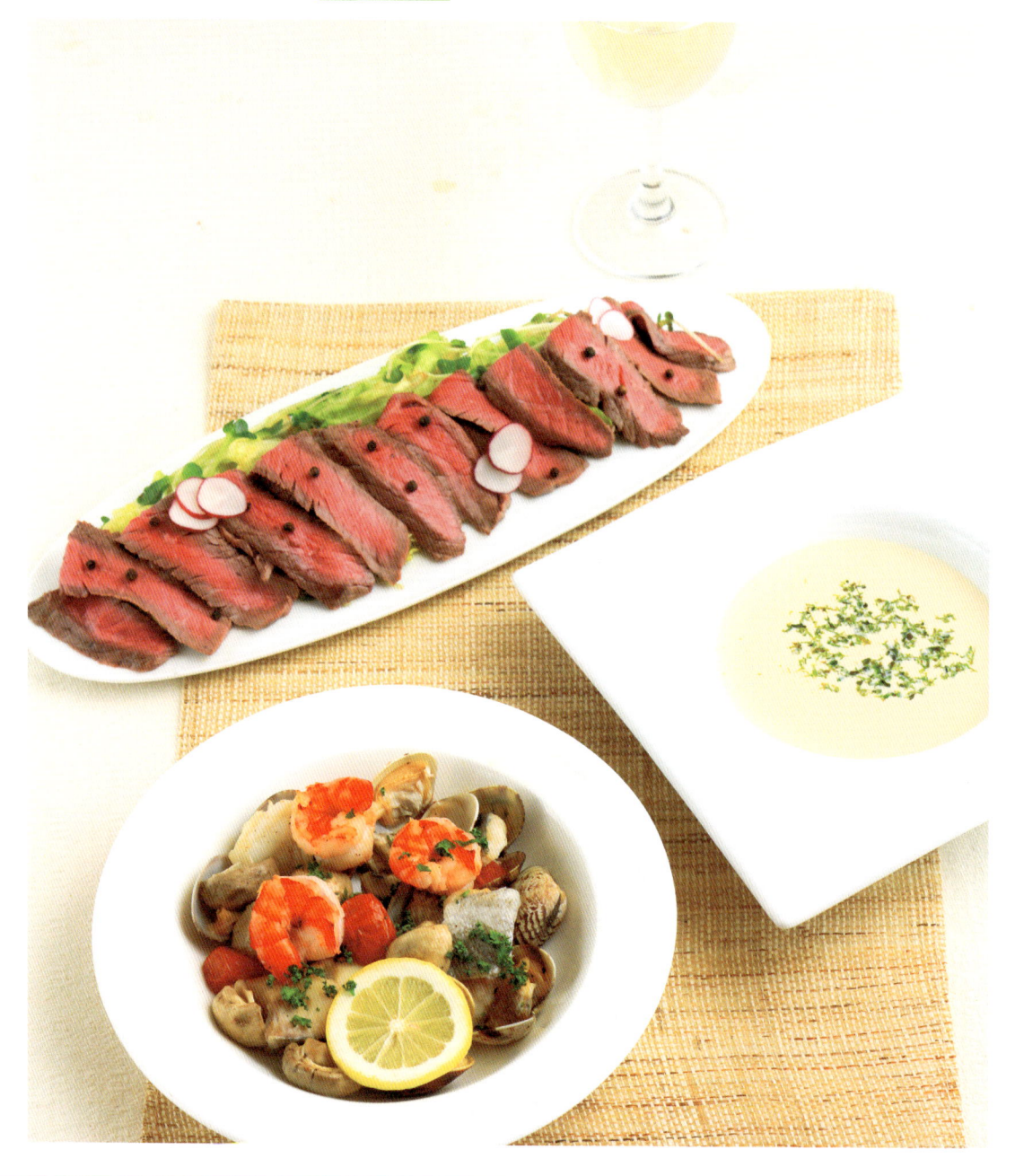

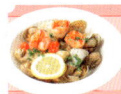

1食の糖質20g以下「糖質オフ」31日晩ごはん

魚介のガーリックオイル焼き

糖質 4.2g

材料（1人分）
- タラ……………………………………1切れ（100g）
- アサリ（殻付き）………………………100g
- えび……………………………………3尾
- マッシュルーム…………………………5個
- ミニトマト………………………………3個
- A
  - 「ガーリックオイル」…………………大さじ2
  - ハーブソルト……………………………小さじ1
- B
  - レモン（輪切り）………………………1枚
  - パセリ（みじん切り）…………………小さじ1

作り方
❶ タラは食べやすい大きさに切り、アサリは砂抜きして殻をこすりながら洗い、水気を切り、えびは殻をむいて背わたをとる。
❷ 耐熱容器に①・マッシュルーム・ミニトマトを盛り、Aを全体にまわしかけ、200℃に温めたオーブンで15分程、あさりの口が開くまで焼き、Bを飾る。

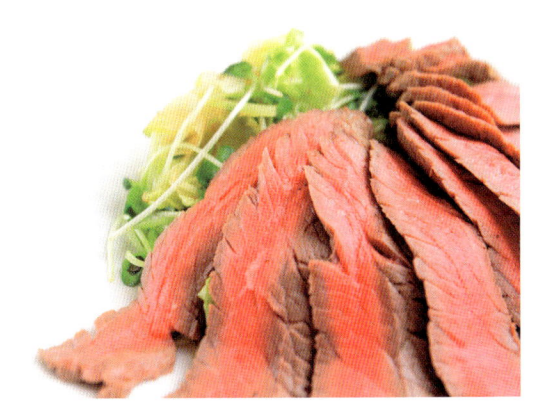

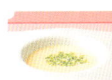

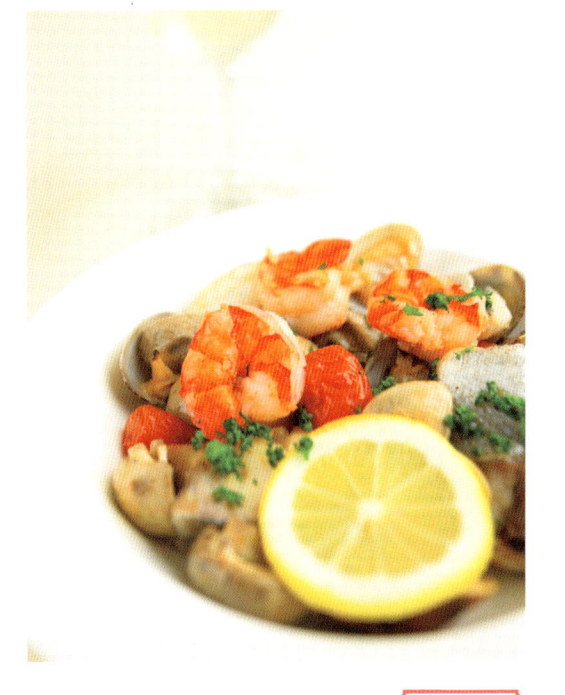

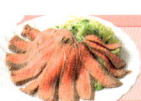

簡単ローストビーフの和風サラダ

糖質 6.1g

材料（1人分）
- 牛もも肉（赤身・ステーキ用）…………1枚（150〜200g）
- ハーブソルト……………………………小さじ1
- 「ガーリックオイル」……………………少々
- サニーレタス……………………………60g
- たまねぎ…………………………………20g
- 貝割れ大根………………………………½パック
- ブラックペッパー…………………………少々
- 赤かぶ（スライス）………………………少々
- A
  - 「とば屋のポン酢」………………………大さじ1
  - オリーブ油………………………………大さじ½
  - 練りからし………………………………小さじ½
  - 塩…………………………………………少々

作り方
❶ 牛肉は常温に戻しておき、全体にハーブソルトをまぶす。
❷ フライパンを熱してガーリックオイルを入れ、①の表面を強火で両面焼き、レアのうちに火を止めて取り出し、すぐにアルミホイルで包み、5分程余熱で加熱しながら肉汁を落ち着かせる。
❸ サニーレタスは食べやすい大きさに切り、たまねぎはスライスし、貝割れ大根は根元を切り落としてAと和えて器に盛り、スライスした②を並べ、好みでブラックペッパーや赤かぶを散らす。

豆乳たらこスープ

糖質 6.4g

材料（1人分）
- 豆乳（無調整）…………………………200cc
- たらこ……………………………………大さじ1
- 白だし……………………………………少々
- 青のり……………………………………小さじ½

作り方
❶ 鍋に豆乳を沸かし、たらこを加えて混ぜ合わせ、白だしで味を調え、器に盛り、青のりを散らす。

27日目

刺身はさくの方が、安くて新鮮！火を通すことで刺身とは違った味わいに

漬けマグロのステーキとハムとほうれん草のキッシュ風定食

Total 糖質 12.0g

定食メニュー
- 漬けマグロのステーキ　アボカドマッシュ添え
- ハムとほうれん草のキッシュ風
- 舞茸とひき肉たっぷりのチリスープ

酒
- 赤ワイン（グラスワイン1杯）　**糖質 0.8g**

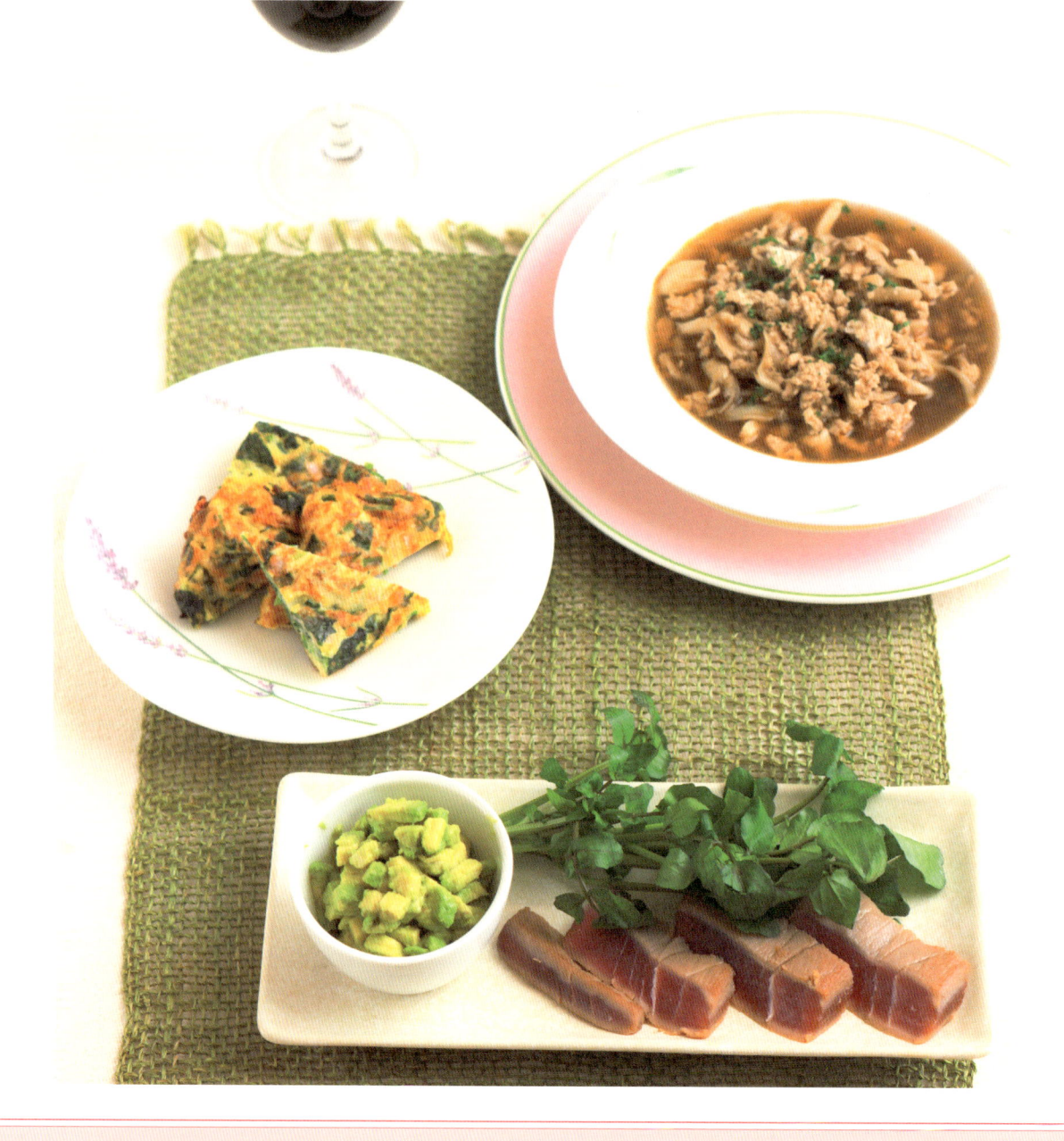

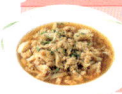

舞茸とひき肉たっぷりのチリスープ

糖質 3.4g

材料（1人分）
- 鶏ひき肉……………………………80g
- まいたけ……………………1パック（100g）
- 「ガーリックオイル」………………小さじ½
- チリパウダー………………………小さじ1
- A ┌ コンソメ（顆粒）………………小さじ1
-   └ 水………………………………250cc
- ハーブソルト…………………………少々
- パセリ（みじん切り）…………………少々

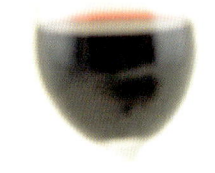

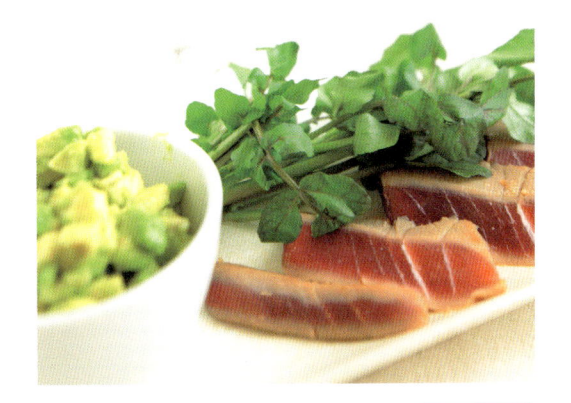

作り方
❶ 鍋に「ガーリックオイル」を入れて熱し、鶏ひき肉を炒め、チリパウダー・食べやすい大きさにほぐしたまいたけを加えてさらに炒め、Aを入れて煮立たせ、ハーブソルトで味を調えて器に盛り、パセリを散らす。

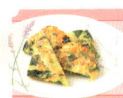

ハムとほうれん草のキッシュ風

糖質 3.1g

材料（1人分）
- ほうれん草……………………………30g
- ハム……………………………………1枚
- たまねぎ………………………………10g
- A ┌ 卵………………………………1個
-   │ 生クリーム……………………50cc
-   │ ピザ用チーズ…………………30g
-   └ ハーブソルト…………………少々

作り方
❶ ほうれん草はゆでて細かく刻み、ハムは粗いみじん切り、たまねぎは薄くスライスする。
❷ ①・Aを混ぜ合わせてフライパンで焼く。
❸ ②を食べやすい大きさに切り、器に盛る。

漬けマグロのステーキ アボカドマッシュ添え

糖質 4.7g

材料（1人分）
- A ┌ マグロのさく……………………100g
-   └ 「うまみ醤油」…………………大さじ2
- アボカド………………………………½個
- B ┌ レモン汁………………………少々
-   └ 白だし…………………………小さじ1
- 「ガーリックオイル」…………………小さじ1
- クレソン………………………………3本

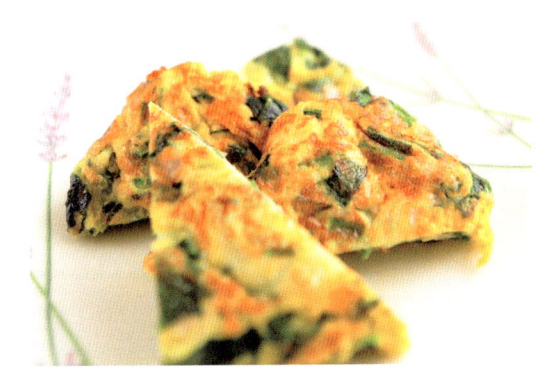

作り方
❶ ビニール袋にAを入れ、冷蔵庫で1日漬け込み、漬けマグロにする。
❷ フライパンを熱してガーリックオイルを敷き、①の表面を強火で全面焼き、中がレアな状態で取り出し、2〜3cm厚さのそぎ切りにし、器に盛る。
❸ アボカドは粗いみじん切りにし、Bと混ぜ合わせてアボカドマッシュを作り、②に添え、クレソンを飾る。

28日目

糖質オフな万能食材"水切り木綿豆腐"でじゃがいも食感を楽しんで

あじのカレーチーズソテーと豆腐のタラモサラダ風定食

Total 糖質 9.4g

定食メニュー
- あじのカレーチーズソテー
- 豆腐のタラモサラダ風
- 具だくさん豚汁

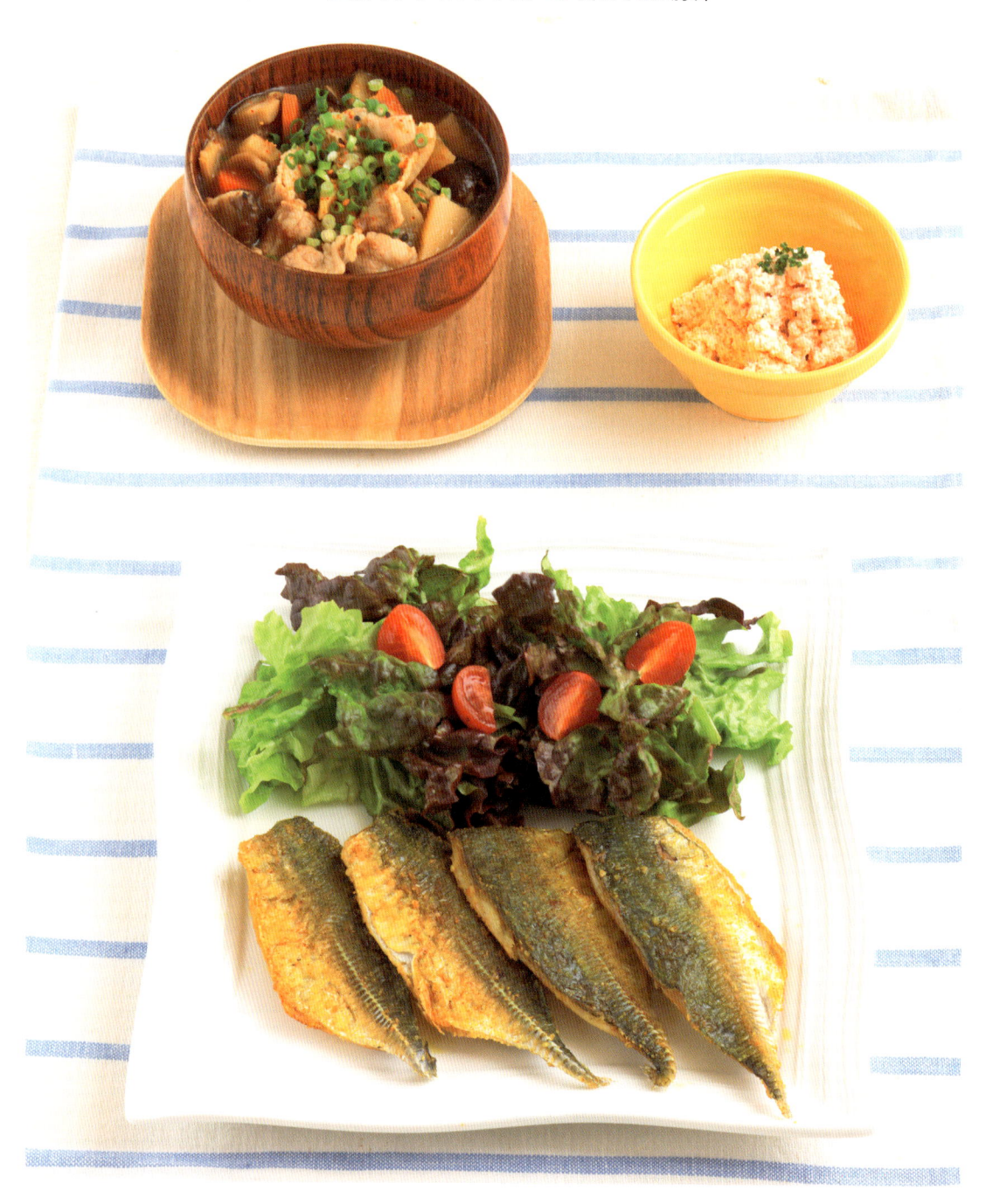

調理ポイント

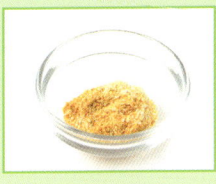

カレーチーズの衣は、豚肉や鶏肉・ホタテ貝柱との相性も抜群です。

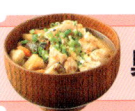

具だくさん豚汁

糖質 5.0g

材料（1人分）

豚バラ肉（切り落とし）	50g
大根	50g
にんじん	20g
たけのこ（水煮）	30g
しいたけ	2枚
白だし	小さじ1
水	250cc
赤みそ	小さじ2
A　万能ねぎ（小口切り）	小さじ1
七味唐辛子	少々

作り方

❶ 豚バラ肉はひと口大に切り、大根・にんじんはいちょう切り、たけのこは食べやすい大きさに切り、しいたけは石突きを切り落として4等分にする。
❷ 鍋に①・白だし・水を入れて火にかけ、大根がやわらかくなるまで弱火で煮たら、赤みそを溶き入れる。
❸ 器に②を盛り、Aを散らす。

糖質オフポイント

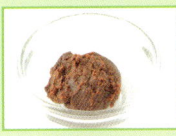

赤みそ（八丁味噌）は、みその中では糖質がもっとも低く、料理に独特のうまみをプラスできる優れもの。

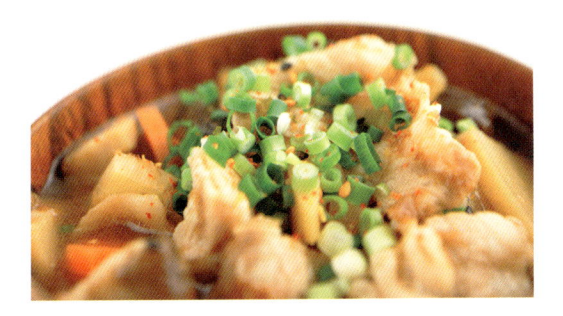

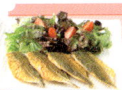

あじのカレーチーズソテー

糖質 2.5g

材料（1人分）

アジ（3枚おろし）	2尾分
塩	少々
A　ハーブソルト	小さじ½
カレー粉	小さじ1
パルメザンチーズ	大さじ2
オリーブ油	小さじ1
サニーレタス	2枚
ミニトマト	1個
B　ハーブソルト	小さじ⅓
酢	小さじ1
オリーブ油	小さじ1

作り方

❶ アジに塩をふり、5分程おいて出てきた表面の水分をきれいにふき取り、合わせておいたAをしっかりまぶす。
❷ フライパンを熱してオリーブ油を敷き、①の両面をこんがり焼き、器に盛る。
❸ サニーレタスは食べやすい大きさにちぎり、ミニトマトは4等分に切り、Bで和えて②に添える。

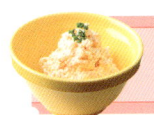

豆腐のタラモサラダ風

糖質 1.9g

材料（1人分）

木綿豆腐	⅓丁（100g）
A　たらこ	大さじ1
マヨネーズ	大さじ1
白だし	少々
パセリ（みじん切り）	少々

作り方

❶ ボウルにしっかり水切りした木綿豆腐を入れ、ゴムベラでなめらかなペースト状にしたら、Aを加えて全体を混ぜ合わせ、白だしで味を調える。
❷ 器に①を盛り、パセリを散らす。

29日目 スンドゥブチゲ鍋とチヂミ風卵焼き定食

「スンドゥブ」鍋は、肉・海鮮・牛すじなど、具を変えて四季を問わずに楽しめます

Total 糖質 14.7g

定食メニュー
- スンドゥブチゲ鍋
- チヂミ風卵焼き
- ナムル風サラダ

酒
- 焼酎お湯割り（グラス1杯200cc／焼酎1：お湯3〜4）　糖質 0.0g

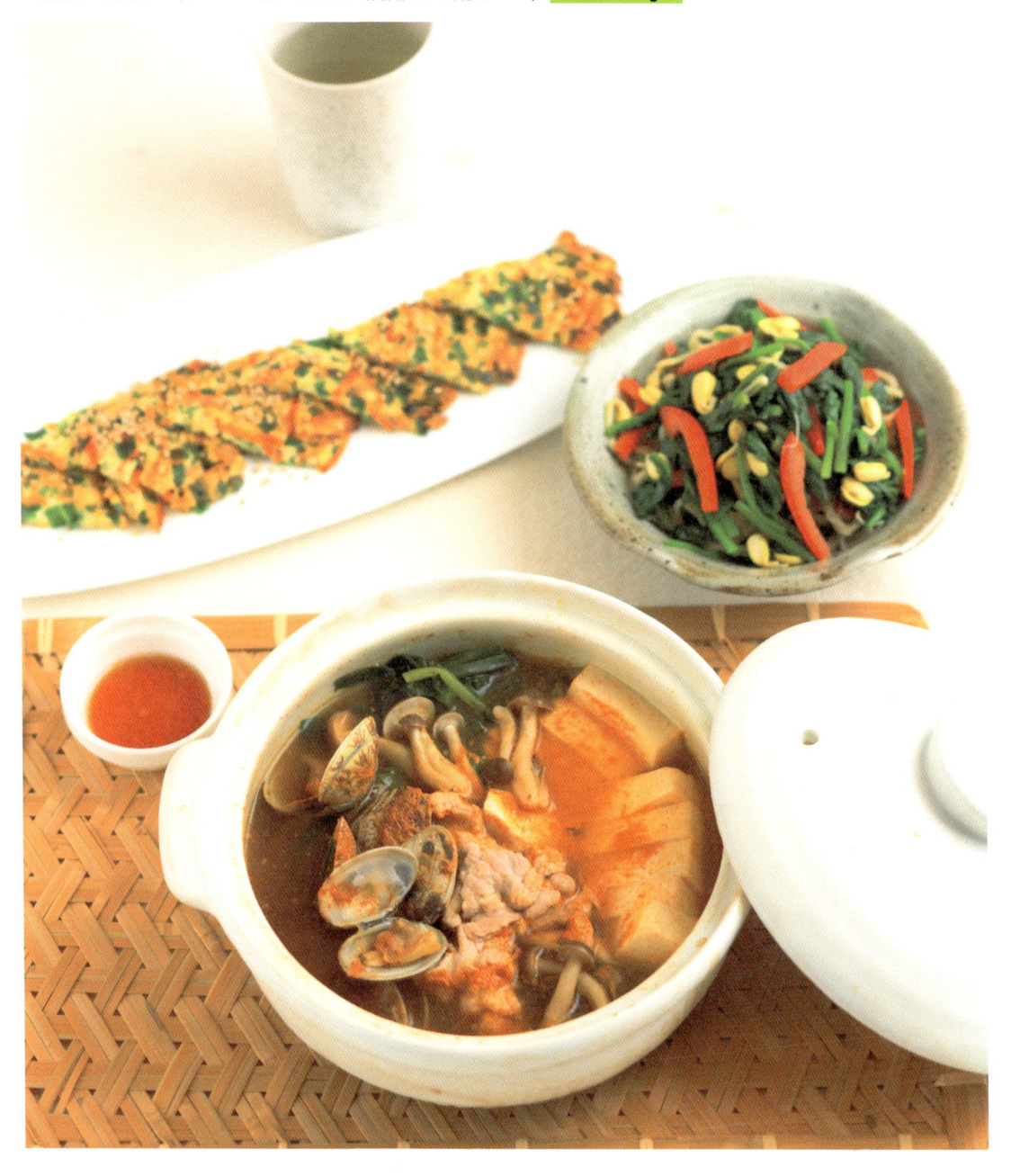

糖質オフポイント

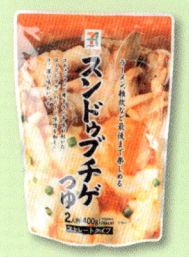

市販の鍋つゆの素も、炭水化物量が少ないものを見つけておくと手軽で美味しく便利です。左記の商品の他、丸大食品など、各メーカーからも様々な鍋つゆのもとがでています。

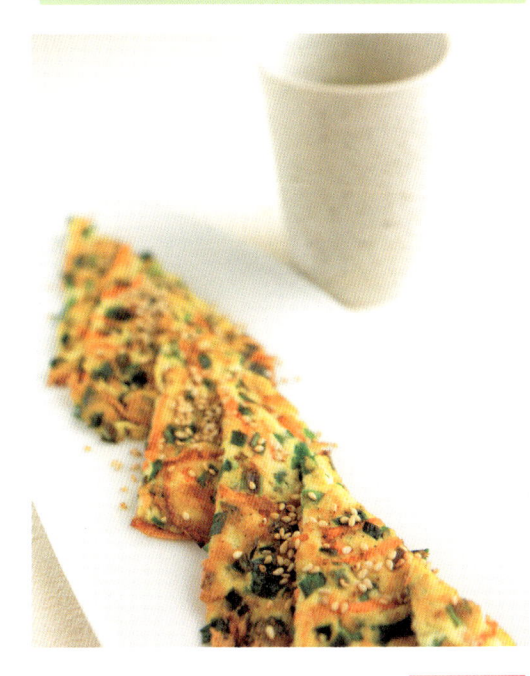

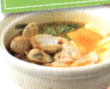

市販品 スンドゥブチゲ鍋　糖質 8.1g

材料（1人分）
- アサリ（殻付き）……………………………100g
- 絹豆腐……………………………………⅙丁(50g)
- しめじ………………………………………50g
- 豚もも肉（赤身・切り落とし）……………80g
- 卵……………………………………………1個
- 「スンドゥブチゲつゆ」………………½パック(200cc)

作り方
1. アサリは砂抜きし、殻をこすりながら洗い、水気を切る。
2. 1人用の土鍋に「スンドゥブチゲつゆ」を注ぎ、①・食べやすい大きさに切った絹豆腐・ほぐしたしめじ・豚もも肉・卵を入れて火にかけ、アサリの口が開き、豚肉に火が通ったら火を止める。

チヂミ風卵焼き　糖質 5.1g

材料（1人分）
- にら…………………………………………30g
- にんじん……………………………………20g
- 木綿豆腐………………………………⅓丁(100g)
- A ┌ 卵……………………………………1個
　　└ 中華だしの素（粉末）……………小さじ½
- ごま油……………………………………大さじ1
- 炒りごま（白）…………………………小さじ1
- B ┌ 酢…………………………………小さじ1
　　├ 「にんにく醤油」…………………小さじ½
　　├ 「ラカントS（液状）」……………小さじ½
　　└ ごま油……………………………少々

作り方
1. にらは細かく刻み、にんじんは細切りにする。
2. ボウルにしっかり水切りした木綿豆腐を入れ、ゴムベラでなめらかなペースト状にしたら、①・Aを加えて全体を混ぜ合わせる。
3. フライパンを熱してごま油を敷き、②を入れて丸く広げ、両面を焼く。
4. ③を食べやすい大きさに切って器に盛り、炒りごまをふる。
5. 混ぜ合わせておいたBのつけだれを別の器に注ぎ、④に添える。

ナムル風サラダ　糖質 1.5g

材料（1人分）
- ほうれん草…………………………………100g
- 赤パプリカ…………………………………¼個
- 豆もやし……………………………………100g
- A ┌ ごま油……………………………小さじ1
　　├ 酢…………………………………小さじ2
　　├ ごま塩……………………………小さじ1
　　└ 「にんにく醤油」…………………小さじ½

作り方
1. ほうれん草は食べやすい長さに切り、赤パプリカは細切りにする。
2. 鍋に湯を沸かして塩（分量外）を入れ、①・豆もやしをゆでて冷水に取り、水気をしっかり切る。
3. ボウルに②・Aを入れて和え、器に盛る。

30日目 鶏つみれと焼き穴子のよせ鍋と雑炊定食

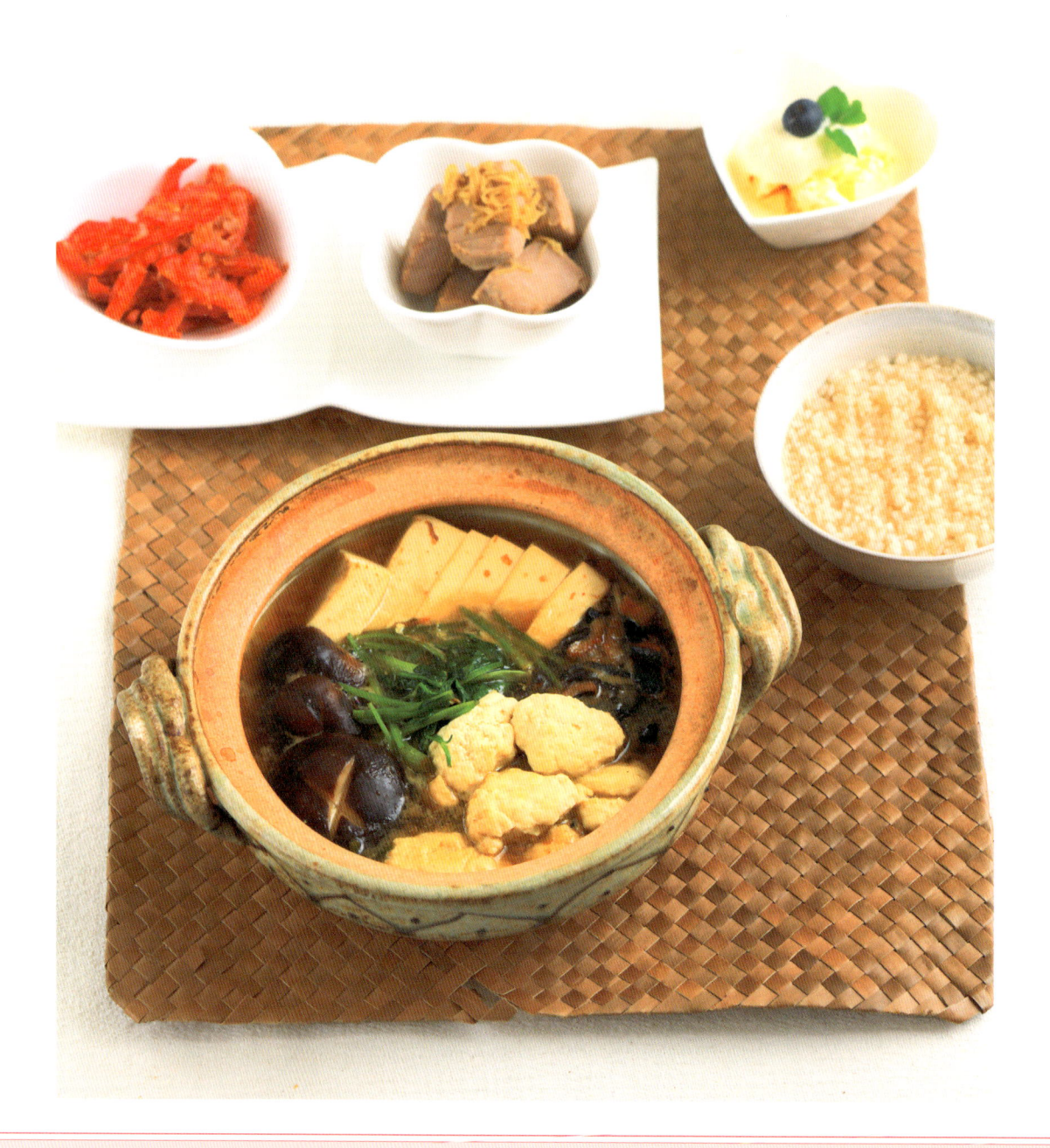

"鶏つみれ"を作り置きすれば、具だくさん汁や炒め物の具にと、大活躍！

Total 糖質 19.8g

■定食メニュー
- 鶏つみれと焼き穴子のよせ鍋
- 雑炊
- 漬けマグロの角煮
- 混ぜるだけのアイス

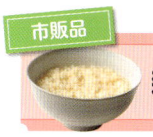

1食の糖質20g以下「糖質オフ」31日晩ごはん

市販品 雑炊 糖質 10.1g

材料（1人分）
鶏つみれと焼き穴子のよせ鍋の汁……………100cc
水……………………………………………50cc
塩・こしょう………………………………少々
「こんにゃくふっくらライス」……………1袋

作り方
❶鶏つみれと焼き穴子のよせ鍋の汁に「こんにゃくふっくらライス」を加え、弱火で5分程かき混ぜながら煮込む。

糖質オフポイント

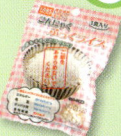

「こんにゃくふっくらライス」は、お湯を注ぐだけでカンタンに糖質制限なお米やリゾットが楽しめます。糖質は1袋30gあたり8.1gで58kcal。普通のごはんの糖質を80%オフし、カロリーは70%カット！
● 糖質制限ドットコム http://www.toushitsuseigen.com/

市販品 鶏つみれと焼き穴子のよせ鍋 糖質 6.6g

材料（1人分）
A ┌ 鶏ひき肉……………………………100g
　├ 卵……………………………………1個
　└ 塩・こしょう………………………少々
焼き穴子………………………………………1本
しいたけ………………………………………3枚
絹豆腐………………………………………⅓丁（100g）
せり……………………………………………1束
B ┌「寄せ鍋つゆ」………………½パック（200cc）
　└ 水……………………………………100cc

作り方
❶焼き穴子は2cm長さに切り、しいたけは石突きを切り落とし、絹豆腐は食べやすい大きさに切る。
❷せりは食べやすい長さに切る。
❸ボウルにAを入れてよく混ぜ合わせる。
❹1人用の土鍋に、①・Bを入れて火にかけ、沸騰したら、③をスプーンでひと口大に丸めて落し入れ、鶏つみれに火が通ったら②を加え、すぐに火を止める。

作り置き パプリカのおかかオイル和え 糖質 1.1g

材料（1人分）
赤パプリカ……………………………………½個
A ┌ かつお節……………………………1パック
　├ オリーブ油…………………………小さじ1
　└ 塩……………………………………小さじ⅓

作り方
❶赤パプリカは魚焼きグリルに入れ、強火で皮が焦げるまで焼いて皮をむき、細切りにする。
❷ボウルに①・Aを加えて和え、器に盛る。

作り置き 漬けマグロの角煮 糖質 0.9g

材料（1人分）
A ┌ マグロのさく………………………80g
　└「うまみ醤油」………………………大さじ1
B ┌ しょうが（せん切り）………………5g
　├「うまみ醤油」………………………小さじ1
　└ 水……………………………………50cc

作り方
❶ビニール袋にAを入れ、冷蔵庫で1日漬け込み、漬けマグロにする。
❷①はひと口大の角切りにする。
❸鍋に②・Bを入れ、弱火で煮て、器に盛る。

混ぜるだけのアイス 糖質 1.1g

材料（作りやすい分量：3食分）　※糖質は1食分
生クリーム……………………………………100cc
A ┌ 卵黄…………………………………1個分
　├「ラカントS（液状）」…………………大さじ3
　└ バニラビーンズ……………………少々
ミント・ブルーベリー………………………適宜

作り方
❶ボウルに生クリーム入れ、泡立て器で角が立つまで混ぜる。
❷①にAを加え、ゴムベラで全体を混ぜ合わせたら器に入れ、ラップをして冷凍庫で冷やし固める。
❸②に好みでミント・ブルーベリーを飾る。

31日目 洋風海鮮鍋とひと口リゾット定食

コンソメをつかった洋風だしは、鍋・具だくさんスープなど、年中楽しみたいおいしさ

Total 糖質 16.5g

定食メニュー
- 洋風海鮮鍋
- ひと口リゾット
- 角切りガーリックステーキ
- フローズンヨーグルト

酒
- 白ワイン（グラスワイン1杯） 糖質1.0g

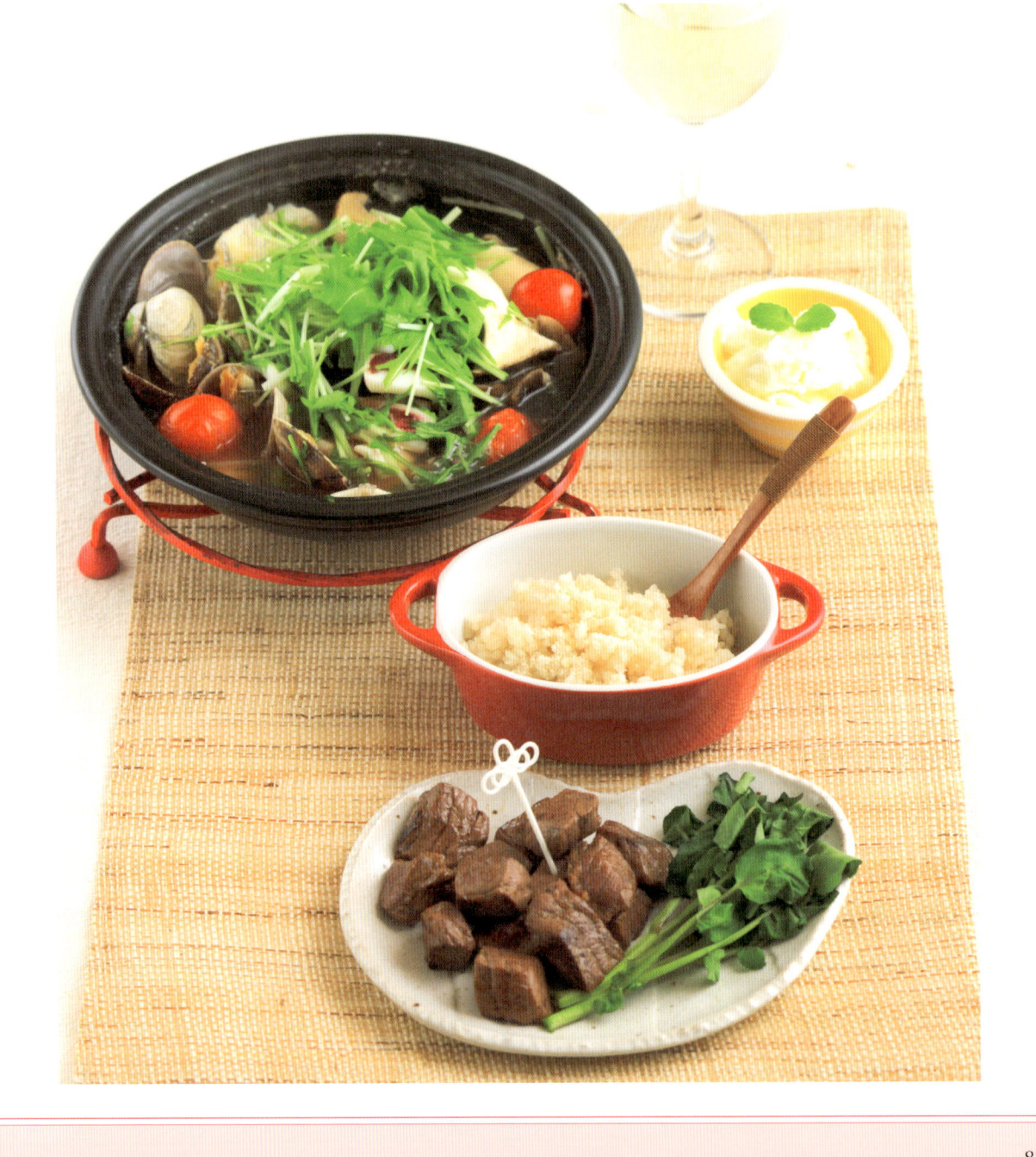

▶▶ 1食の糖質20g以下「糖質オフ」31日晩ごはん

市販品 ひと口リゾット

糖質 5.3g

材料（1人分）
- 海鮮洋風鍋の汁‥‥‥‥‥‥‥‥‥‥‥‥60cc
- 「こんにゃくふっくらライス」‥‥‥‥½パック
- パルメザンチーズ‥‥‥‥‥‥‥‥‥‥‥適宜

作り方
❶ 地中海風　ボンゴレ鍋の汁に、「こんにゃくふっくらライス」を加え、弱火で5分程かき混ぜながら煮込み器に盛り、好みでパルメザンチーズをふる。

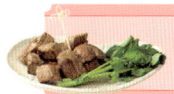

角切りガーリックステーキ

糖質 1.3g

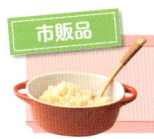

材料（1人分）
- 牛もも肉（赤身・ステーキ用）‥‥‥1枚（100g）
- A ┌「ガーリックオイル」‥‥‥‥‥‥小さじ1
　　└ ハーブソルト‥‥‥‥‥‥‥‥‥‥小さじ1
- クレソン‥‥‥‥‥‥‥‥‥‥‥‥‥‥‥適量

作り方
❶ 牛もも肉は常温に戻して角切りにし、Aを和える。
❷ フライパンを熱し、①の表面を2～3分焼いて取り出し、さらに2～3分余熱で火を通し肉汁を落ち着かせ、器に盛り、クレソンを添える。

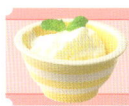

フローズンヨーグルト

糖質 2.6g

材料（作りやすい分量：2食分）　※糖質は1食分
- A ┌ ヨーグルト（無糖）‥‥‥‥‥‥‥‥100g
　　└「ラカントS（液状）」‥‥‥‥‥‥‥大さじ1
- ミント‥‥‥‥‥‥‥‥‥‥‥‥‥‥‥‥適量

作り方
❶ Aを混ぜ合わせてバッドに流し入れ、ラップをして冷凍庫に入れる。
❷ 30分程したら全体を混ぜ、これを2～3回繰り返してシャリシャリになるまで冷し固め、器に盛り、ミントを飾る。

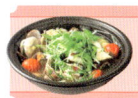

洋風海鮮鍋

糖質 6.3g

材料（1人分）
- アサリ（殻付き）‥‥‥‥‥‥‥‥‥‥‥100g
- タラ‥‥‥‥‥‥‥‥‥‥‥‥‥‥‥1切れ（100g）
- スルメイカ‥‥‥‥‥‥‥‥‥‥‥‥‥‥½杯
- エリンギ‥‥‥‥‥‥‥‥‥‥‥‥‥‥‥1本
- 水菜‥‥‥‥‥‥‥‥‥‥‥‥‥‥‥‥‥50g
- ミニトマト‥‥‥‥‥‥‥‥‥‥‥‥‥‥3個
- コンソメ（顆粒）‥‥‥‥‥‥‥‥‥‥小さじ1
- 水‥‥‥‥‥‥‥‥‥‥‥‥‥‥‥‥‥250cc
- 塩・こしょう‥‥‥‥‥‥‥‥‥‥‥‥‥少々

作り方
❶ アサリは砂抜きし、こすり洗いして水気を切り、タラはひと口大に切り、スルメイカはわたを取り出して食べやすい大きさに切り、エリンギは手でさく。
❷ 水菜は4cm長さに切る。
❸ 鍋に、①・コンソメ・水を入れて火にかけ、アサリの口が開いたら②・ミニトマトを加えて軽く煮込み、塩・こしょうで調味する。

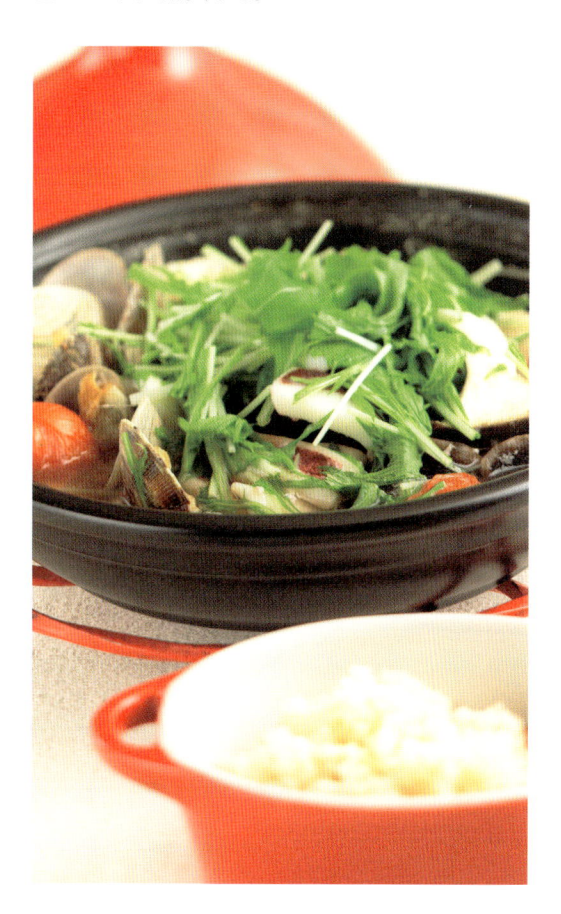

体にやさしい
風邪をひいたときの 糖質オフごはん BEST4

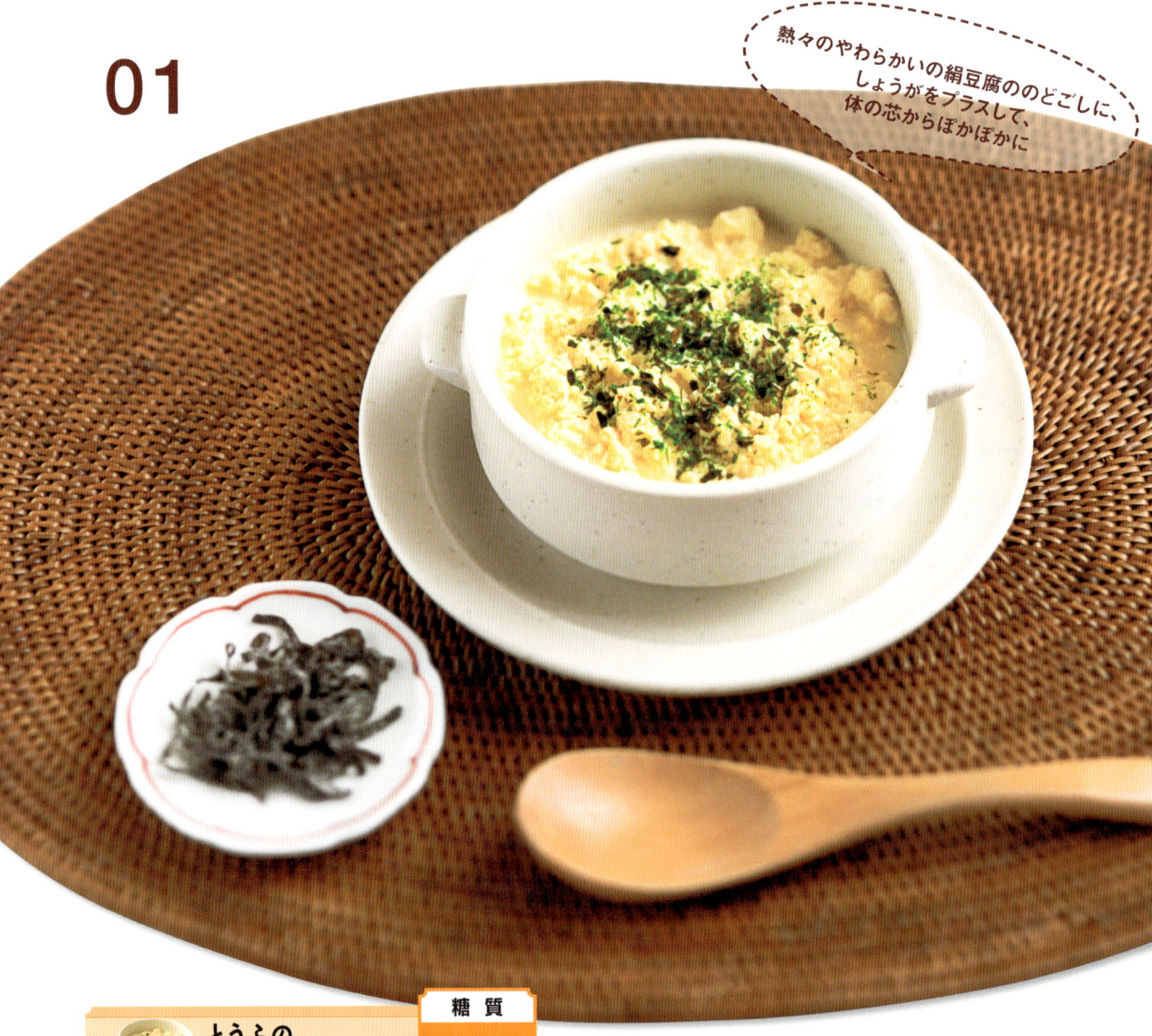

01

> 熱々のやわらかいの絹豆腐ののどごしに、しょうがをプラスして、体の芯からぽかぽかに

とうふのしょうが粥風

糖質 4.6g

材料（1人分）
- 絹豆腐‥‥‥‥‥‥‥‥‥‥‥‥½丁（150g）
- A ┌ 白だし‥‥‥‥‥‥‥‥‥‥‥‥小さじ1
-   └ おろししょうが‥‥‥‥‥‥‥小さじ1
- 青のり‥‥‥‥‥‥‥‥‥‥‥‥‥‥少々
- B 梅干し・ごま・塩昆布など‥‥‥‥適宜

作り方
❶ 鍋に絹豆腐を入れて崩しながら火にかけ、温まったらAを入れ、ひと混ぜし、器に盛る。
❷ ①に青のりをふり、好みでBを添える。

※糖質量は特にメーカー指定がない場合は、一般的な食材でつくった場合の数値を示しました。

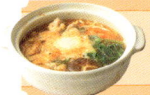

とうふ麺の煮込みうどん風

糖質 6.3g

材料 (1人分)

「豆腐かんす」	100g
鶏もも肉	50g
油揚げ	½枚
にんじん	20g
小松菜	1株 (50g)
しいたけ	1枚
卵	1個
水	400cc
A { かつお節	1パック
赤みそ	大さじ1
白だし	小さじ½
「ラカントS（液状）」	小さじ½
七味唐辛子	適宜

作り方

❶「豆腐かんす」は鍋に湯（分量外）を沸かし「豆腐かんす」を入れ、火を止めて蓋をし、2分程蒸らす。

❷鶏もも肉はひと口大に切り、油揚げ・にんじんは短冊切り、小松菜は食べやすい長さに切り、しいたけは石突きを切り落とし飾り切りをする。

❸1人用の土鍋に水を入れて火にかけ、煮立たせたらAを入れて赤みそを溶かし、①・②を並べて入れ、蓋をして鶏もも肉に火が通るまで弱火で3～4分、煮込む。

❹③の中央に卵を割り入れ、卵が半熟になるまでさらに蓋をして煮込み、好みで七味唐辛子をふる。

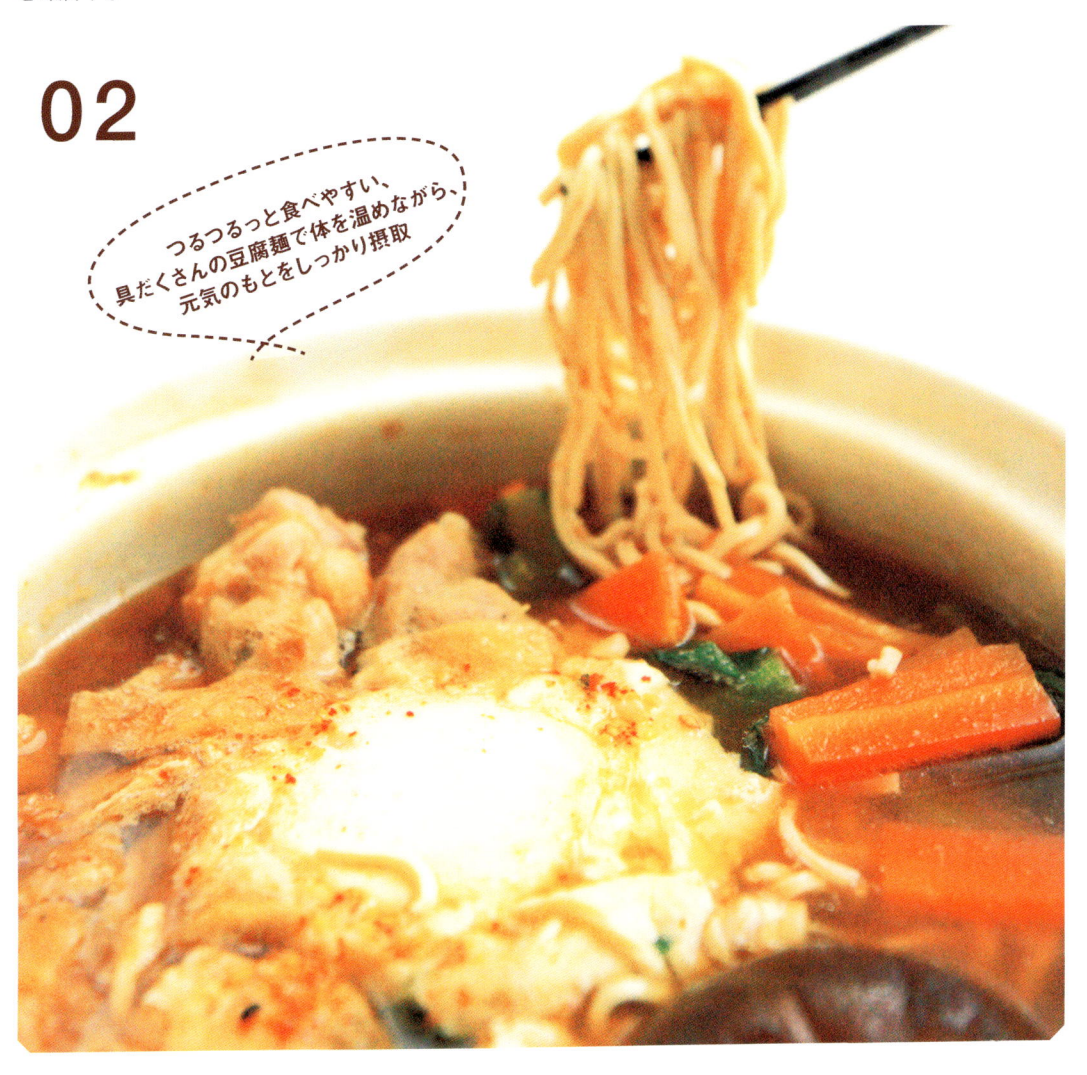

02

つるつるっと食べやすい、具だくさんの豆腐麺で体を温めながら、元気のもとをしっかり摂取

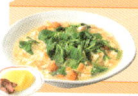

とうふの なめこ雑炊風

糖質 **4.2g**

つるりんとした、なめこの旨味に、卵やおかかをプラスして、食べやすく栄養補給を

材料 (1人分)
- A ┌ 木綿豆腐······1/2丁(150g)
-   └ 水······100cc
- B ┌ なめこ······1袋
-   │ かつお節······1パック
-   └ 薄口しょうゆ······小さじ1
- 卵······1個
- 三つ葉······1/2束
- 漬物(しば漬け・野沢菜漬け・たくあんなど)······適量

作り方
❶鍋にAを入れて火にかけ、木綿豆腐を崩しながら温め、沸騰したらBを加える。
❷なめこに火が通ったら溶き卵をまわし入れ、好みの火加減まで卵に火を通し、食べやすい長さに切った三つ葉を加えて火を止める。
❸器に②を盛り、好みの漬物を添える。

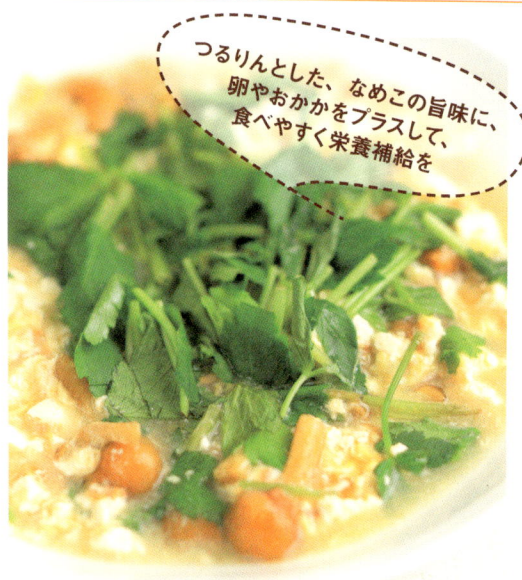

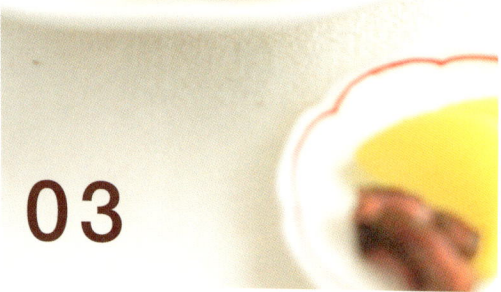

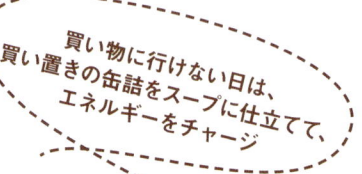

03

ほうれん草と鮭缶の 豆乳スープ

糖質 **8.6g**

材料 (1人分)
- ほうれん草······150g
- A ┌ 豆乳······200cc
-   │ 鮭の水煮(缶詰)······100g
-   └ コンソメ(顆粒)······小さじ1
- 塩······少々
- 黒こしょう······少々

作り方
❶ほうれん草は食べやすい長さに切る。
❷鍋にAを入れて火にかけ、沸騰したら①を加え、再び沸騰したら、塩で味を調える。
❸器に②を盛り、黒こしょうをふる。

04

買い物に行けない日は、買い置きの缶詰をスープに仕立てて、エネルギーをチャージ

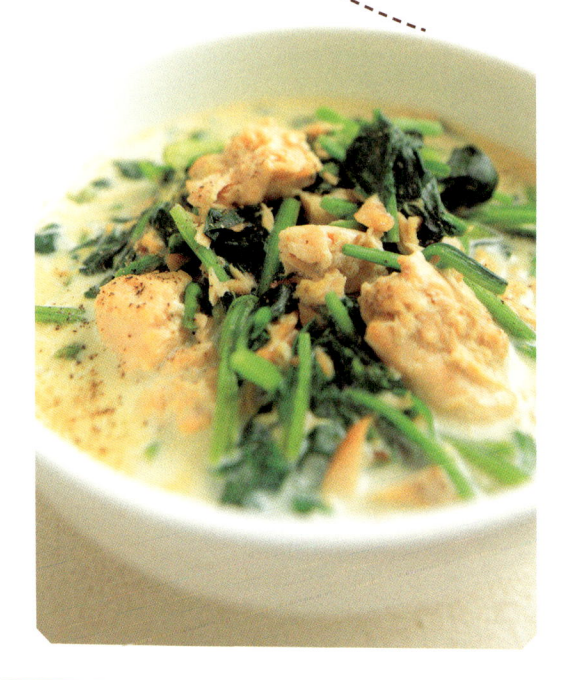

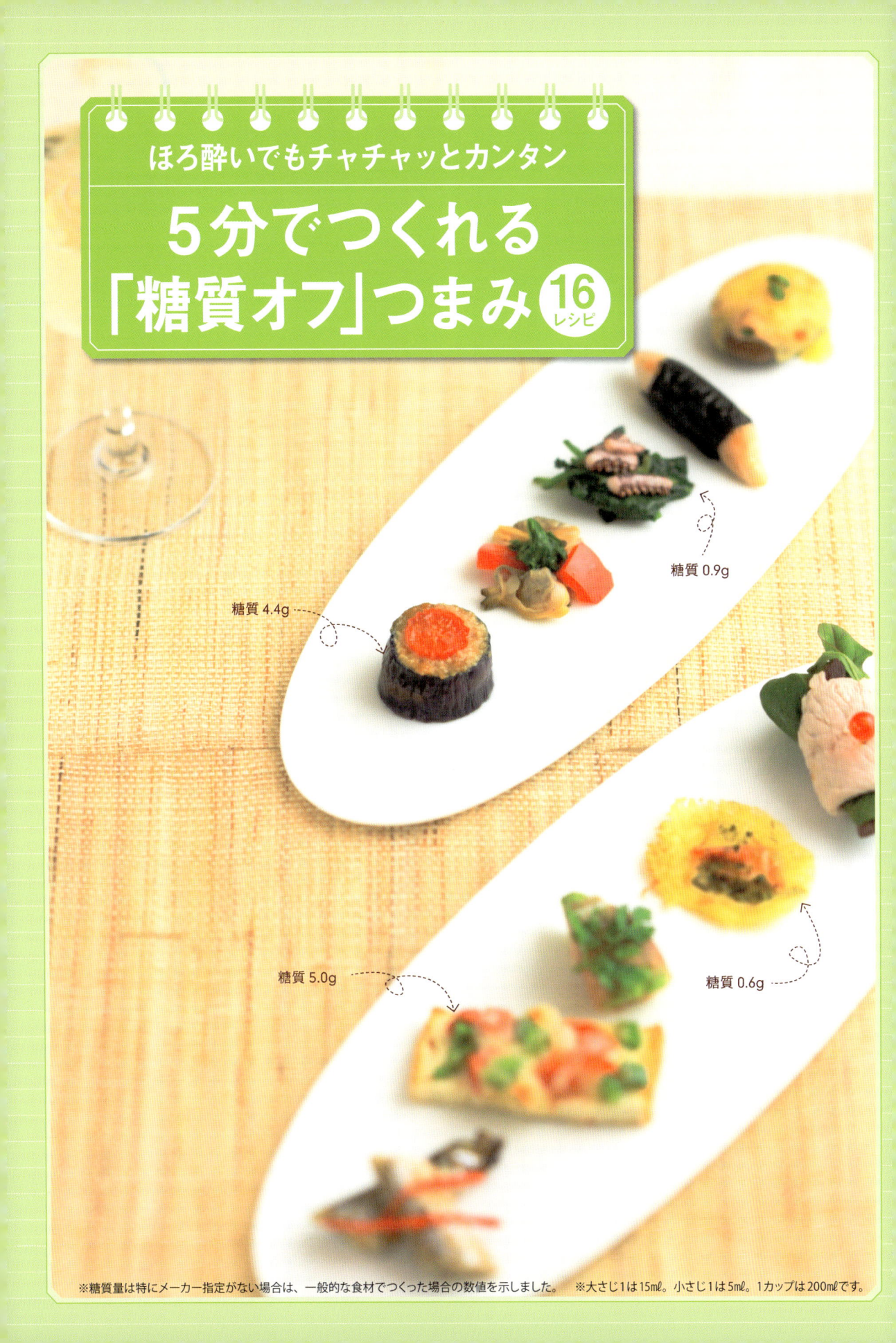

ほろ酔いでもチャチャッとカンタン

5分でつくれる「糖質オフ」つまみ 16レシピ

糖質 0.9g

糖質 4.4g

糖質 5.0g

糖質 0.6g

※糖質量は特にメーカー指定がない場合は、一般的な食材でつくった場合の数値を示しました。　※大さじ1は15㎖。小さじ1は5㎖。1カップは200㎖です。

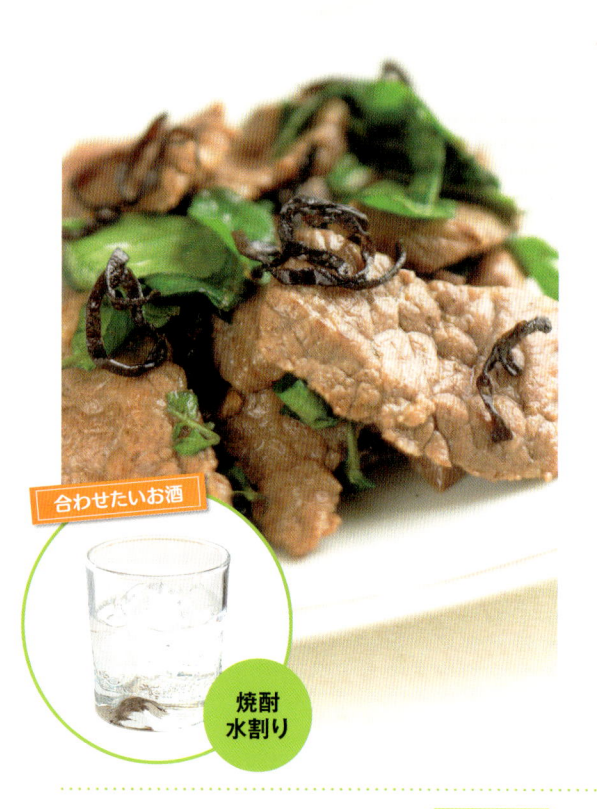

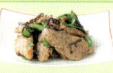

牛肉とクレソンの塩昆布和え

糖質 2.7g

材料（1人分）
牛もも肉（赤身・ステーキ用）……………1枚（100g）
クレソン………………………………………1束（100g）
ハーブソルト……………………………………小さじ½
オリーブ油…………………………………………少々
A ┌ オリーブ油……………………………………大さじ½
　│ すだち果汁……………………………………大さじ½
　│ （かぼす、柚子、なければ酢で代用）
　│ 塩昆布………………………………………ひとつまみ
　└ 白だし…………………………………………小さじ½

作り方
❶ 牛もも肉を斜め薄切りにし、ハーブソルトをまぶす。
❷ フライパンを熱してオリーブ油を敷き、①を強火で1分程さっと炒めてザルに上げ、1分程、肉汁を落ちつかせる。
❸ ボウルに食べやすい長さにちぎったクレソン・A・②を入れて和え、器に盛る。

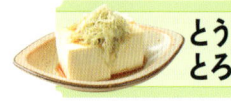

合わせたいお酒：焼酎水割り

とうふのとろろ昆布かけ

糖質 4.7g

材料（1人分）
絹豆腐…………………………………………⅓丁（100g）
「とば屋のポン酢」………………………………大さじ1
とろろ昆布……………………………………ひとつまみ

作り方
❶ 絹豆腐を器に盛り、「とば屋のポン酢」をまわしかけ、とろろ昆布をのせる。
※絹豆腐は温めてもOK。

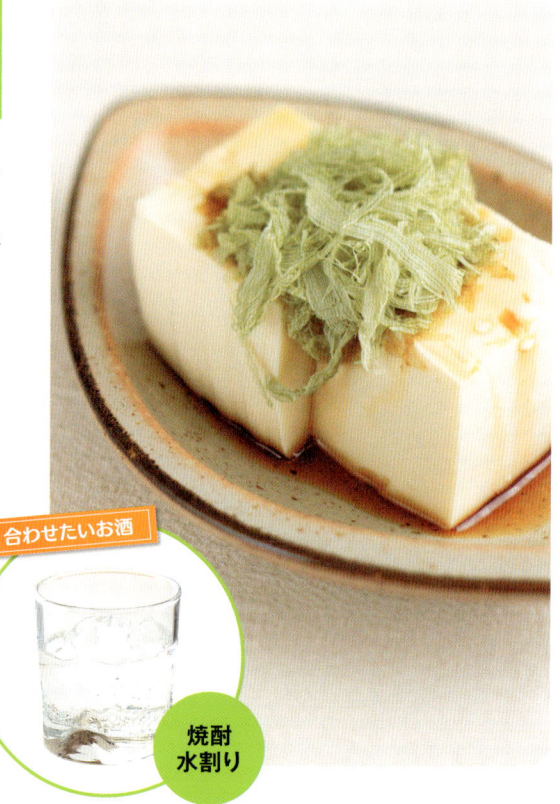

合わせたいお酒：焼酎水割り

▶ 5分でつくれる糖質オフつまみ

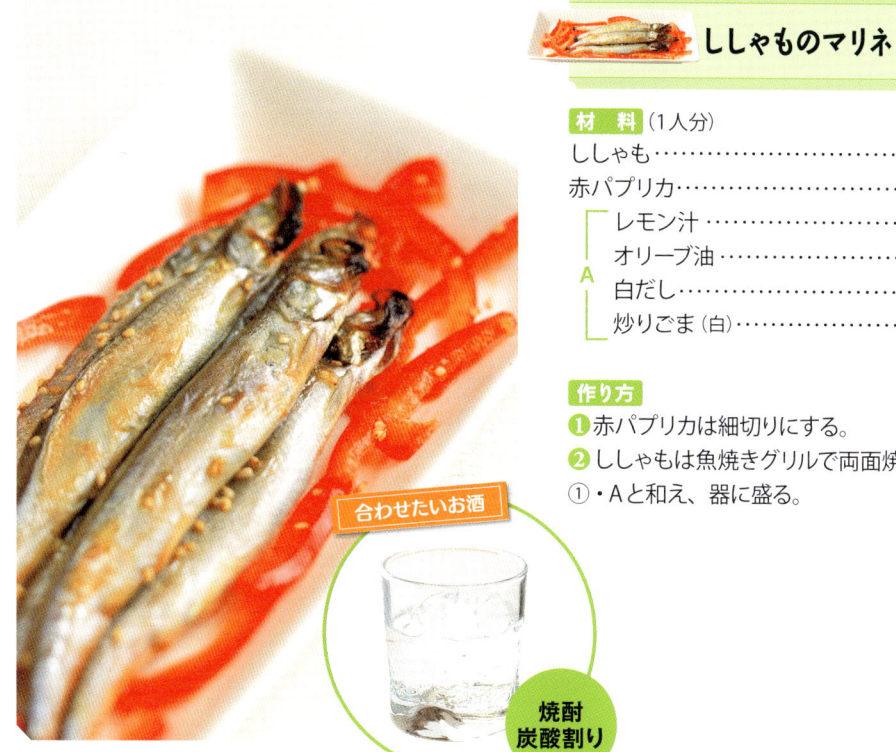

ししゃものマリネ

糖質 1.9g

材料（1人分）
ししゃも……………………………………5尾
赤パプリカ…………………………………¼個
A ┌ レモン汁………………………………大さじ½
　│ オリーブ油……………………………大さじ½
　│ 白だし…………………………………小さじ1
　└ 炒りごま（白）…………………………小さじ1

作り方
❶赤パプリカは細切りにする。
❷ししゃもは魚焼きグリルで両面焼き、熱々のうちに①・Aと和え、器に盛る。

合わせたいお酒：焼酎炭酸割り

厚揚げのピザ風

糖質 5.0g

材料（1人分）
厚揚げ………………………………………1枚
ピーマン……………………………………½個
たまねぎ……………………………………10g
ミニトマト…………………………………3個
ピザ用チーズ………………………………60g
ハーブソルト………………………………少々

作り方
❶ピーマン・たまねぎ・ミニトマトは粗いみじん切りにする。
❷厚揚げは熱湯で1分程ゆでて油抜きをし、水気をふきとり、厚さが半分になるように切る。
❸②に①・ピザ用チーズをのせ、ハーブソルトをふり、魚焼きグリルでチーズが溶けるまで焼き、器に盛る。

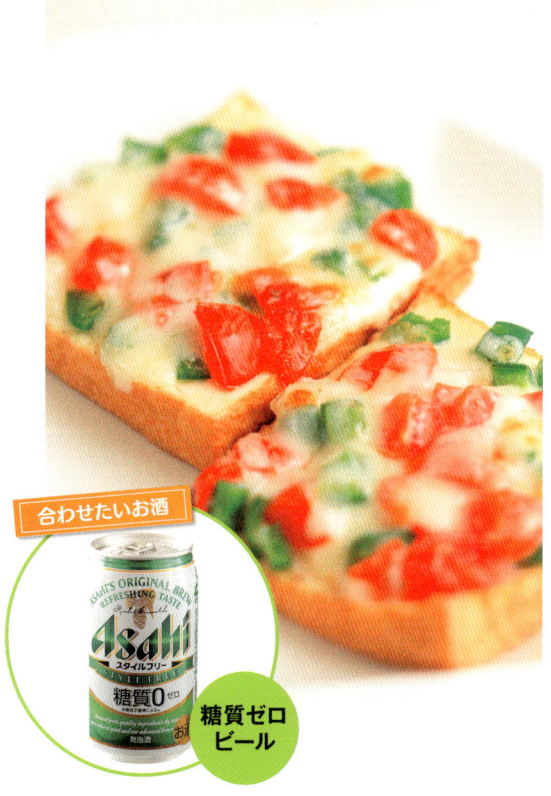

合わせたいお酒：糖質ゼロビール

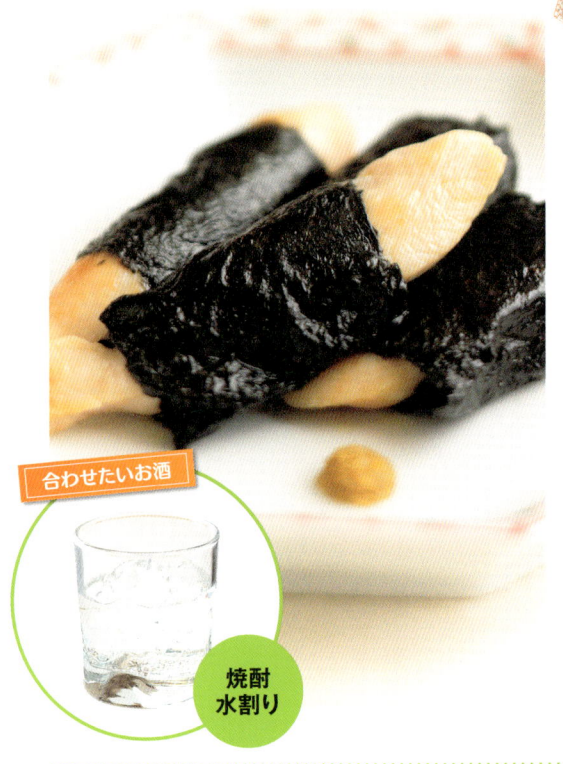

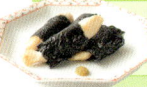

鶏ささみの磯辺焼き

糖質 0.6g

材料（1人分）
鶏ささみ……………………………………2本
白だし………………………………………小さじ1
焼きのり……………………………………1枚
オリーブ油…………………………………小さじ1
柚子こしょう………………………………適宜

作り方
❶鶏ささみはすじを取り、斜め半分に切り、白だしをまぶす。
❷焼きのりを4等分して①に巻き付ける。
❸フライパンを熱してオリーブ油を敷き、②を入れて蓋をし、弱火で2〜3分、途中、両面を返しながら焼く。
❹器に③を盛り、お好みで柚子こしょうを添える。

合わせたいお酒：焼酎水割り

チーズせんべい

糖質 0.6g

材料（6枚分）
ピザ用チーズ………………………………30g
干し桜えび…………………………………6g
青のり………………………………………少々

作り方
❶フライパンにピザ用チーズを6箇所に分けて丸く置き、その上に桜えびをのせて火にかける。
❷チーズが溶けたら火を止めて青のりをふり、そのまま粗熱をとり、フライ返し等でチーズをフライパンから剥げとり、器に盛る。

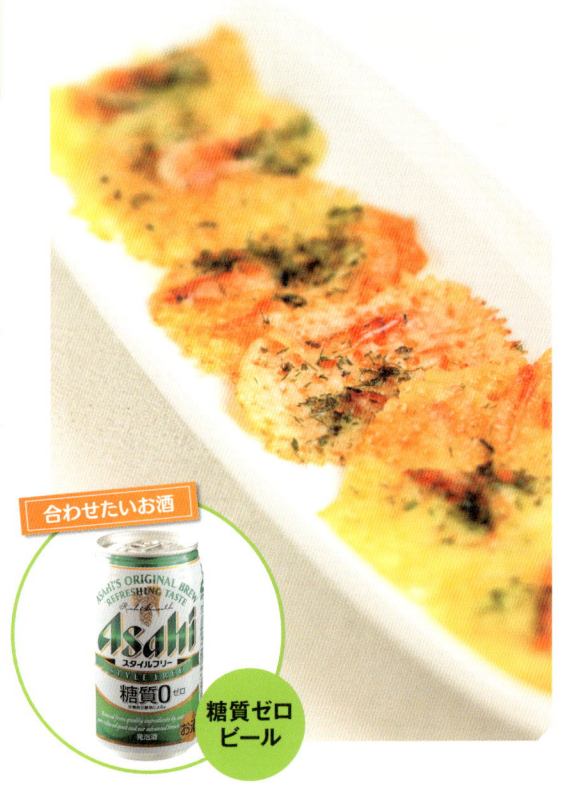

合わせたいお酒：糖質ゼロビール

> 5分でつくれる糖質オフつまみ

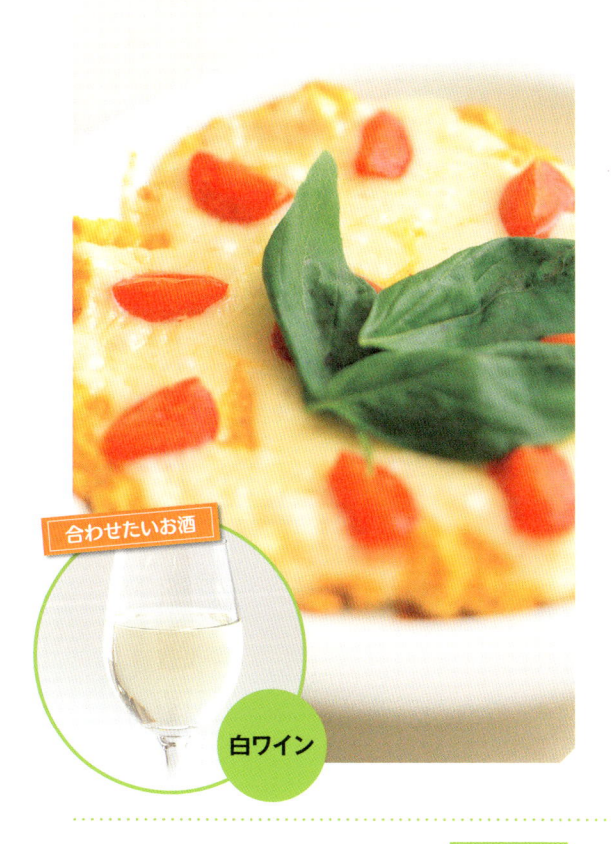

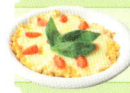

イタリアンオムレツ

糖質 4.3g

材料 (1人分:直径15cm程度の小さめフライパン)

モッツアレラチーズ……………………………50g
ミニトマト………………………………………3個
A ┌ 卵…………………………………………2個
  │ たまねぎ (みじん切り)……………………10g
  └ ハーブソルト……………………………少々
バジルの葉 (生)…………………………………3枚
「ガーリックオイル」…………………………大さじ½

作り方

① モッツァレラチーズは水気を切ってひと口大に切り、ミニトマトは4等分に切る。
② フライパンを熱して「ガーリックオイル」を敷き、合わせておいたAを流し入れ、大きくかき混ぜて半熟になったとこで、①をトッピングし、蓋をして弱火でチーズが溶けるまで焼く。
③ 器に②を盛り、バジルを飾る。

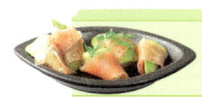

合わせたいお酒：白ワイン

アボカドの生ハム巻き

糖質 0.7g

材料 (1人分)

アボカド……………………………………¼個
生ハム………………………………………3枚
セルフィーユ・粗びき黒こしょう・オリーブ油……適量

作り方

① アボカドは食べやすいひと口大に切り、半分に切った生ハムをくるりと巻き付けて器に盛る。
② ①にセルフィーユを飾り、粗びき黒こしょう・オリーブ油をかける。

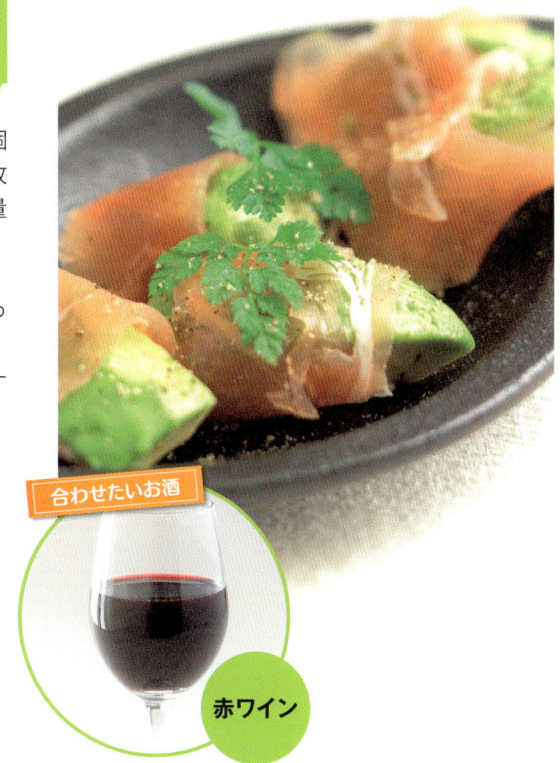

合わせたいお酒：赤ワイン

みそ漬けのクルミ和え

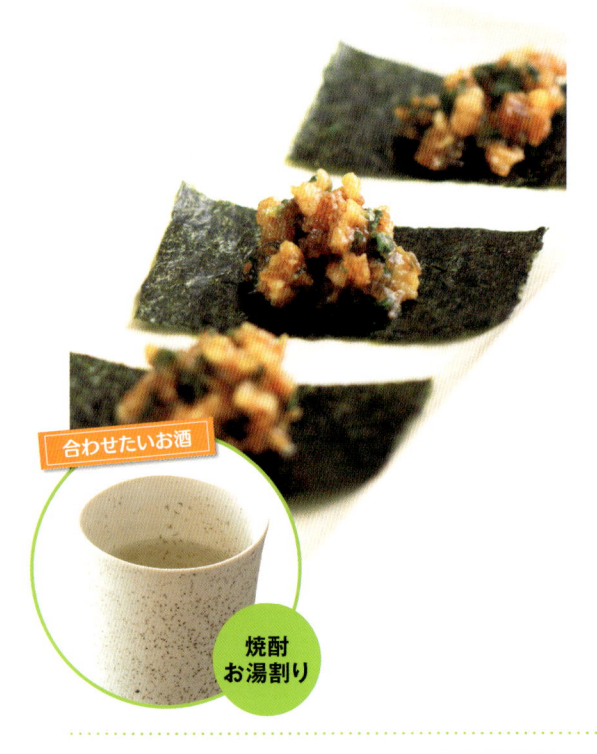

糖質 4.8g

材料（1人分）
みそ漬け（大根）……………………………大さじ1
くるみ…………………………………………大さじ3
青じそ……………………………………………4枚
「甘みそ」……………………………………大さじ1
焼きのり…………………………………………1枚

作り方
❶みそ漬け・くるみは粗いみじん切りにし、青じそは細かくちぎる。
❷①・甘みそを和えて器に盛る。
❸焼きのりを8等分に切り、②を少しずつ包みながら食べる。

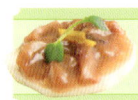

合わせたいお酒：焼酎お湯割り

いかの塩辛のカナッペ風

糖質 2.7g

材料（1人分）
かぶ……………………………………………小1個
イカの塩辛………………………………………少々
柚子皮……………………………………………少々
貝割れ大根………………………………………少々

作り方
❶かぶは薄い輪切にして器に並べ、イカの塩辛を盛り、せん切りにした柚子皮・貝割れ大根を飾る。

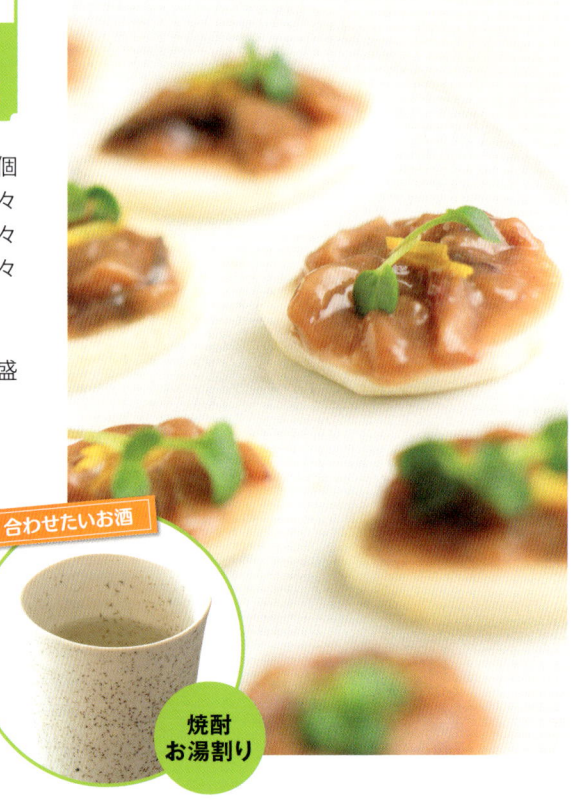

合わせたいお酒：焼酎お湯割り

▶ 5分でつくれる糖質オフつまみ

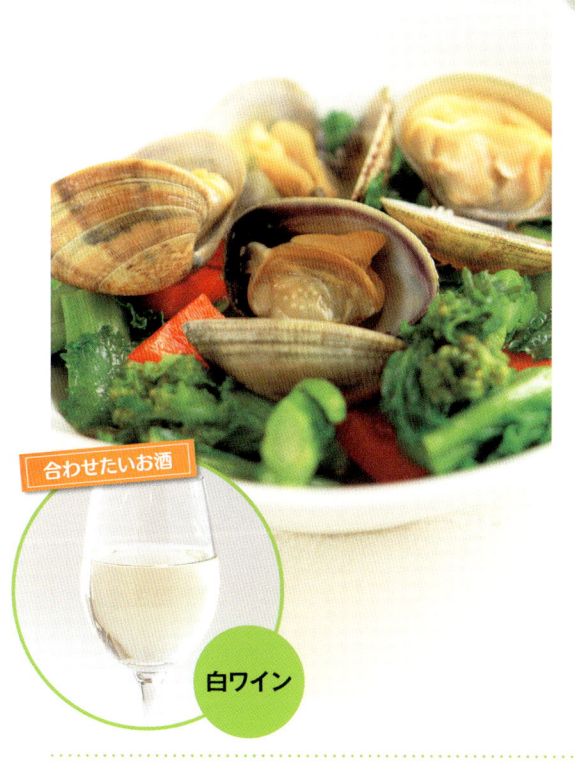

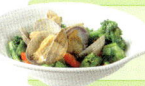

菜の花とあさりのレンジ蒸し

糖質 2.2g

材料（1人分）
アサリ（殻付き）……………………………100g
菜の花……………………………………4本
赤パプリカ………………………………¼個
A ┌「ガーリックオイル」……………………大さじ1
　│ハーブソルト………………………小さじ½
　│白だし………………………………少々
　└水………………………………………大さじ1

作り方
❶ アサリは砂抜きして殻をこすりながら洗い、菜の花・赤パプリカは食べやすい大きさに切る。
❷ 耐熱容器に、①・Aを入れてラップをし、500Wの電子レンジで2〜3分、アサリの口が開くまで加熱する。
❸ 器に②を盛る。

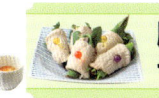

合わせたいお酒 白ワイン

豚しゃぶのサラダ巻き

糖質 3.6g

材料（1人分）
豚もも肉（しゃぶしゃぶ用）……………5〜6枚（120g）
ベビーリーフ……………………………25g
ピーナッツ………………………………大さじ1
A ┌「ごまだれ」………………………小さじ1
　│「にんにく醤油」……………………小さじ1
　│酢……………………………………小さじ1
　│「ラカントS（液状）」………………小さじ½
　└豆板醤……………………………少々

作り方
❶ 鍋に湯を沸かし、豚もも肉を広げながらゆで、キッチンペーパーなどに広げて並べ、水気を切る。
❷ ①にベビーリーフをのせて巻き、ピックでとめて器に盛る。
❸ ピーナッツを細かく割り、Aと混ぜてソースを作り、別の器に盛り、添える。

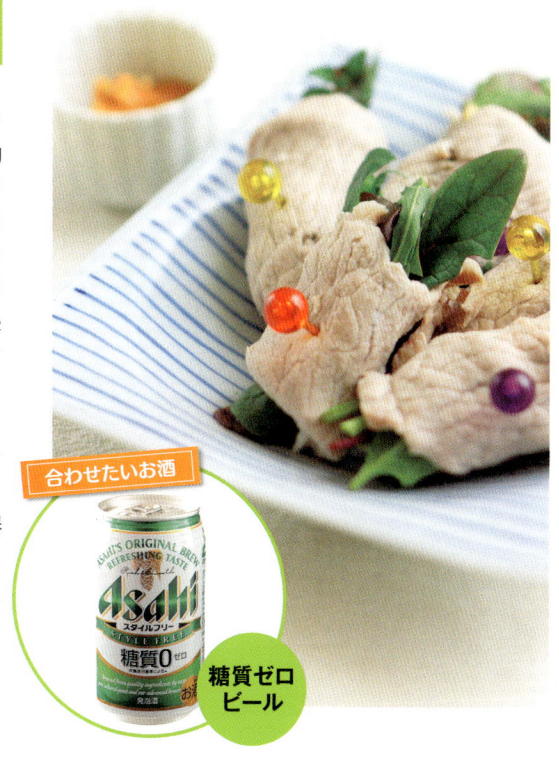

合わせたいお酒 糖質ゼロビール

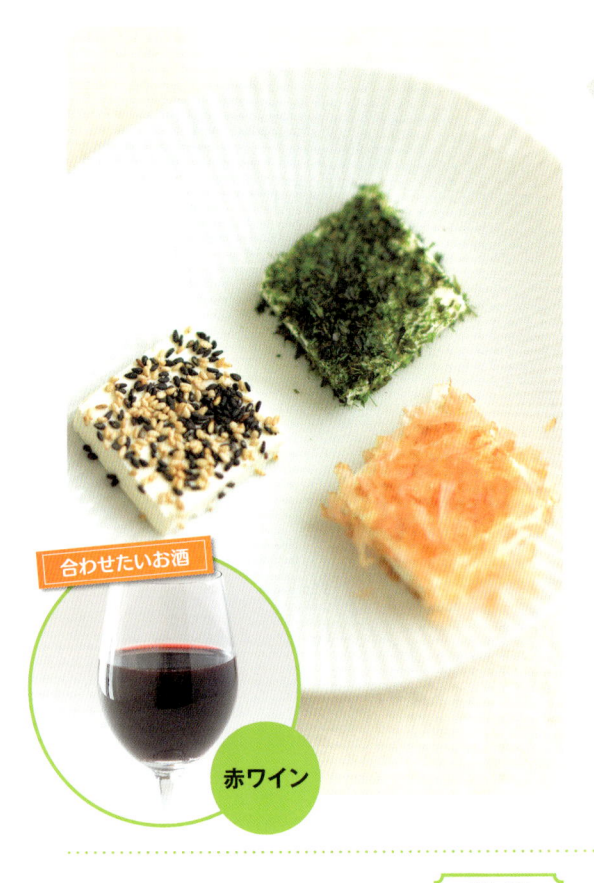

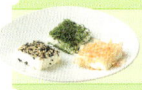

クリームチーズ（3種）

糖質 1.4g

材料（1人分）
クリームチーズ･････････････････････3個（18g×3）
A　青のり････････････････････････････････適量
B　炒りごま（白・黒）･････････････････････適量
C　かつお節･･････････････････････････････適量

作り方
❶ クリームチーズ全体に、それぞれA・B・Cをまぶし、器に盛る。

合わせたいお酒　赤ワイン

しいたけのツナマヨ焼き

糖質 1.3g

材料（1人分）
しいたけ････････････････････････････････3枚
A　┌ ツナ（缶詰）･････････････････････大さじ3
　　│ マヨネーズ･･･････････････････････大さじ3
　　└ ハーブソルト･･･････････････････････少々
ピザ用チーズ････････････････････････････15g
パセリ･･･････････････････････････････････少々

作り方
❶ しいたけは石突きを取り、混ぜ合わせたAを詰め、ピザ用チーズを散らす。
❷ 魚焼きグリルで、チーズが溶けるまで中火で焼き、器に盛り、パセリを散らす。

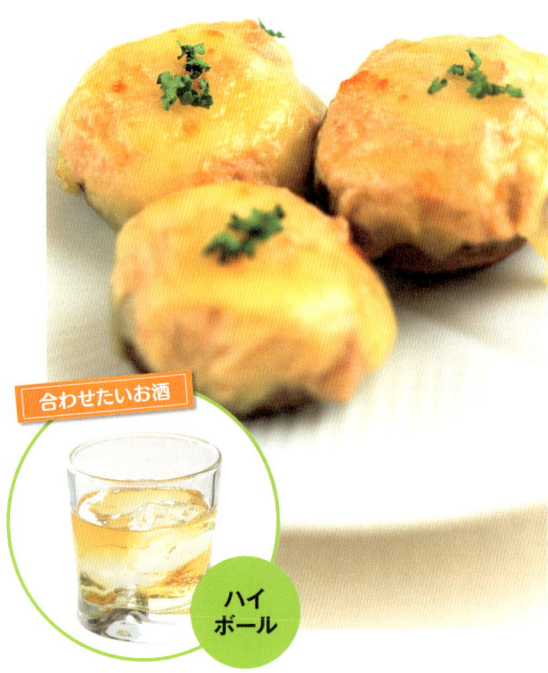

合わせたいお酒　ハイボール

5分でつくれる糖質オフつまみ

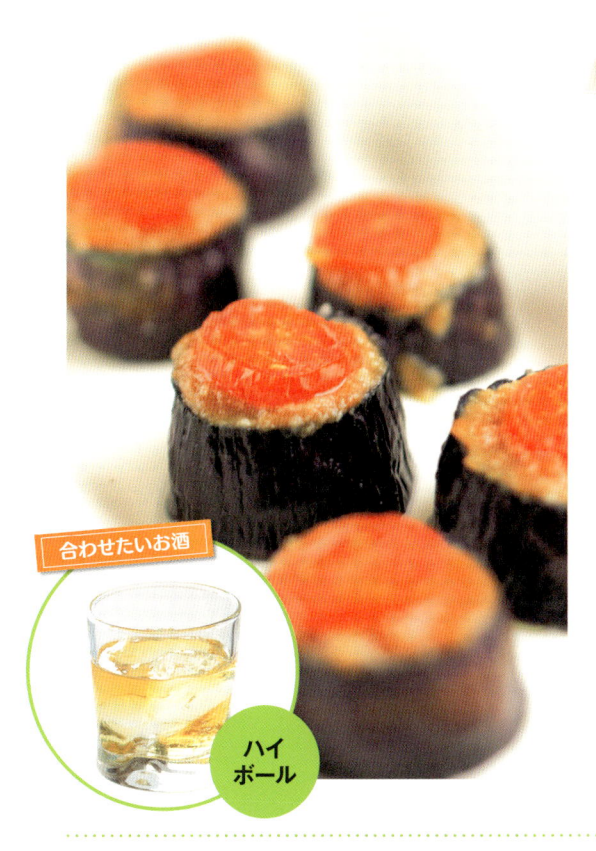

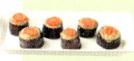

なすの洋風みそ田楽

糖質 4.4g

材料（1人分）
なす……………………………………1本（80g）
ミニトマト………………………………………1個
「甘みそ」……………………………………大さじ½
パルメザンチーズ……………………………大さじ½
オリーブ油……………………………………適量

作り方
❶ なすは2cm厚さの輪切りにし、ミニトマトはなすと同じ個数になるよう輪切りにする。
❷ フライパンに多めのオリーブ油を敷いて火にかけ、強火でなすの両面を1分程焼いて、焼き色を付けたら取り出す。
❸ ②に「甘みそ」を塗り、パルメザンチーズ・ミニトマトをのせ、魚焼きグリルに入れ、強火で1分程焼き、器に盛る。

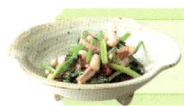

合わせたいお酒　ハイボール

いかげそとほうれん草のペペロンチーノソテー

糖質 0.9g

材料（1人分）
イカゲソ………………………………………1杯分
ほうれん草……………………………………50g
鷹の爪…………………………………………1本
「ガーリックオイル」……………………………大さじ½
白だし…………………………………………小さじ1

作り方
❶ イカゲソ・ほうれん草は洗って水気をしっかり切り、食べやすい大きさに切る。
❷ 鷹の爪は種除き斜め3等分に切る。
❸ フライパンに②・「ガーリックオイル」を入れて火にかけ、鷹の爪がチリチリしはじめたら、①を加えて炒め、白だしをまわしかけて炒め合わせ、器に盛る。

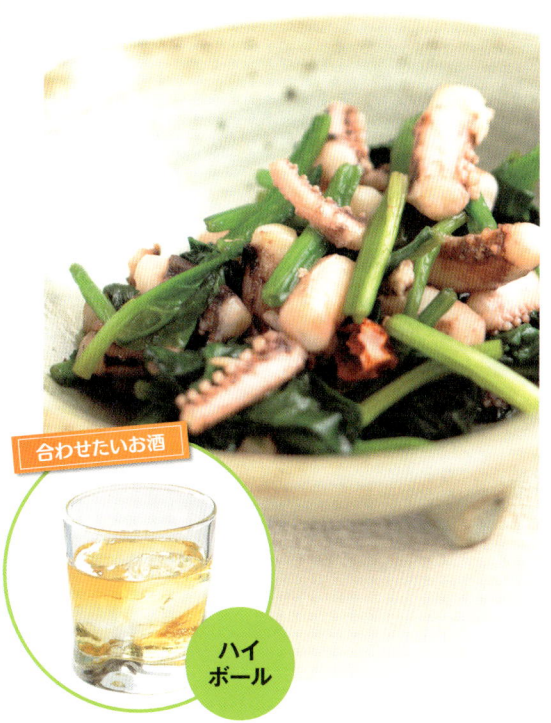

合わせたいお酒　ハイボール

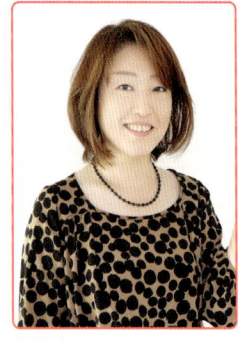

大柳珠美（おおやなぎたまみ）　管理栄養士

二葉栄養専門学校（栄養士科）卒。
明星大学（人文学部　教育心理学専攻）卒。
2006年より糖質制限理論を学び、自らも糖質制限を実践しながら、都内のクリニックで、糖尿病、肥満など生活習慣病を対象に、糖質の過剰摂取を見直し、たんぱく質、必須脂肪酸、ビタミン、ミネラル不足を解消する食事指導を専門に行い、薬に頼り過ぎない治療をサポート。2型糖尿病の家族は、糖質制限食を実践し、投薬なしで血糖値、脂質代謝異常の数値、肥満がすべて改善。低糖質メニューの開発、講演会、雑誌、ブログ「管理栄養士のローカーボ・キッチン」などで、真の栄養学に基づいた、おいしく続けられる糖質制限食の情報を発信。

●著書

『糖尿病のための「糖質オフ」ごちそうごはん』（アスペクト）／『決定版　糖質オフでやせる！！』（宝島社）／『食品の糖質量がひとめでわかる！糖質制限食ハンドブック』（アスペクト）など多数。

● 講談社「糖質制限レシピ」シリーズ ●

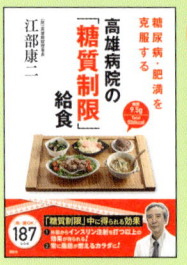

Dr.江部著書
『糖尿病・肥満を克服する
高雄病院の「糖質制限」給食』
著者：(財)高雄病院理事長　江部康二
B5判　144ページ
1600円（本体）

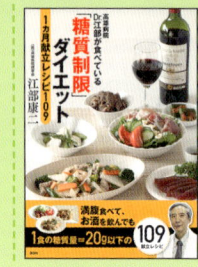

Dr.江部著書
『高雄病院Dr.江部が食べている
「糖質制限」ダイエット
1ヵ月献立レシピ109』
著者：(財)高雄病院理事長　江部康二
B5判　96ページ
1500円（本体）

美味しく食べて、キレイにやせられる！
30分で作れる「糖質オフ」おうち定食
2013年5月30日　第1刷発行

著　者	大柳　珠美
発行者	鈴木　哲
発行所	株式会社講談社
	〒112-8001　東京都文京区音羽2-12-21
	販売部　TEL03-5395-3625
	業務部　TEL03-5395-3615
編　集	株式会社　講談社エディトリアル
代　表	丸木明博
	〒112-0013　東京都文京区音羽1-17-18　護国寺SIAビル6F
	編集部　TEL03-5319-2171
印刷所	日本写真印刷株式会社
製本所	大口製本印刷株式会社

定価はカバーに表示してあります。
本書のコピー、スキャン、デジタル化等の無断複製は著作権法上での例外を除き禁じられております。
本書を代行業者等の第三者に依頼してスキャンやデジタル化することはたとえ個人や家庭内の利用でも著作権法違反です。
乱丁本・落丁本は、購入書店名を明記の上、講談社業務部あてにお送りください。
送料小社負担にてお取り替えいたします。
なお、この本についてのお問い合わせは、講談社エディトリアルあてにお願いいたします。

©Tamami Oyanagi 2013 Printed in Japan
N.D.C.645 95p 26cm ISBN978-4-06-218336-9